介護漢方

排泄障害・摂食嚥下障害・運動器障害・睡眠障害・フレイル・サルコペニアへの対応

医療法人徳洲会 日高徳洲会病院 院長
サイエンス漢方処方研究会 理事長

井齋 偉矢 著

南 山 堂

序

　2018年5月に厚生労働省社会・援護局が発表した第7期介護保険事業計画の介護サービス見込み量等に基づく介護人材の必要数は，2020年度末には約216万人，2025年度末には約245万人と推計されている．そのため，2020年度末までに約26万人，2025年度末までに約55万人，年間6万人程度の新たな介護人材を確保する必要がある．これには，①介護職員の処遇改善，②多様な人材の確保・育成，③離職防止・定着促進・生産性向上，④介護職の魅力向上，⑤外国人材の受入環境整備など総合的な介護人材確保対策に国が取り組む必要があると述べている．

　厚生労働省の推計に基づく分析では，団塊の世代が全員75歳以上になる2025年度に必要とされる介護職員数に対し，確保できる見込み数の割合（充足率）は都道府県による地域差が大きく，最も低いのは福島県，千葉県の74.1%で，必要な職員数の4分の3に届かず，充足率が最も高い山梨県の96.6%と20ポイント以上の差があった．全国平均は86.2%で100%確保できるとした都道府県はなかった．介護職員は低賃金や重労働といったイメージから敬遠されがちで，このままでは将来も深刻な人手不足が避けられない．3Kとは「きつい，汚い，危険」という労働条件の厳しい職種を指し，一般的には，土木作業やゴミ収集などが3Kに含まれると言われる．介護職も「寝たきりの人の世話や認知症入居者の対応など体力的，精神的に**きつい (kitsui)**」「排泄物に触れるなど**汚い (kitanai)** 仕事が多い」「**危険 (kiken)** な感染症に罹患する恐れがある」という3Kとして知られているが，「**給料 (kyuryou)** がほかの業種よりも低く，昇級や賞与がない」を加えて4Kであると言う人もいる．介護職の給料に関しては，一概には言えないが，仕事量に見合った給料をもらえないという理由で，短期間に離職する人も少なくないようである．

　本書では，介護を担う**人々**（介護者）の，給料以外の3Kという状況を少しでも楽にして支えるためにサイエンス漢方処方では何ができるかということをまず考えてみたい．次いで，介護をされる**人々**（被介護者）に対して有効なサイエンス漢方処方を取り上げ解説する．

　2020年5月

医療法人徳洲会 日高徳洲会病院　院長
サイエンス漢方処方研究会　理事長

井齋偉矢

Contents

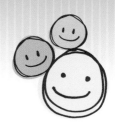

本書を読む前に
― 漢方薬を理解する ―

▶ 薬を「漢方薬」と「漢方薬以外の薬」に大別する．「漢方薬以外の薬」を便宜的に「新薬」と呼ぶ．漢方薬が何であるかを科学的に理解するためのキーワードが2つある．1つ目は『新薬は"always"，漢方薬は"not always"』である．

▶ 新薬はいつでも（always）薬である．例えば，降圧薬は高血圧患者への適応であるが服用すれば服用した人の血圧がどうであれ降圧作用を示す．普通血圧の人が間違って服用すれば低血圧になることがあり，低血圧の人が間違って服用すれば，ショックを来すこともある．新薬は全てこの性質を持っている．患者の病態がどうであろうと，それとは無関係にいつでも同じ薬効を示す．現代薬理学で作用機序を説明できる薬剤は全てこの性質を持っている．

▶ これに対して，"always"薬である漢方薬は1つもない．漢方薬はいつでも薬ではない（not always）のである．例えば，こむら返りが服用後5〜6分で治る効能があることで有名な芍薬甘草湯がある．確かにこむら返りを来した人が服用すると，5〜6分で引きつっていた腓腹筋が緩んで激痛から解放される．しかし，このようなイベントはこむら返りの人にだけ起こり，こむら返りが起こってない人が間違って服用してもまったく何も起こらない．

▶ 新薬で言えば，高血圧の人にしか降圧作用を示さず，高血圧ではない人が飲んでも何にも起こらない降圧薬が存在することになり，薬理学的に考えると作用機序を説明するのが難しいということになってしまう．

▶ どうしてこのようなことが起こるのかを説明するために，2つ目のキーワードが必要となる．それはa long-tailed drugである．

▶ イギリスのオックスフォード大学のデニス・ノーブル教授は，心臓の専門家であるにもかかわらず，多成分からなる伝統薬に興味を持ち，作用機序の研究をしようと思い，世界中の伝統薬とそれに付随する伝統医学を調べた結果，日本に現存する最古の医学書である「医心方」の英訳を読んで感銘を受け，日本の漢方薬を対象として選択した．漢方薬のなかでも，構成が

1

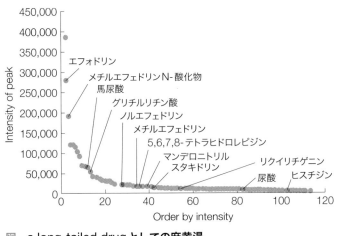

図　a long-tailed drug としての麻黄湯

（文献1より引用）

単純で効果も単純な芍薬甘草湯に白羽の矢を立てた．漢方薬は従来から多成分とはいっても一体何種類の化合物ででき上がっているのかがはっきりしていなかったのであるが，その研究の過程で，芍薬甘草湯が実は3,000種類の化合物で構成されていることが明らかになった．図は麻黄湯を成分の量の多いものから順にプロットしたものである．最初の方にエフェドリンなど数種類，ある程度（とは言っても常用量よりはるかに少量であるが）の量のあるものがプロットされるが，他の成分はほとんどあるかないかわからないほどの微量のものが数千種類あり，その形が尻尾の長い動物のように見えることから"a long-tailed drug"と表現される．しかも，数種類のある程度の量がある化合物の性質は，漢方薬の薬効とは無関係なのである．つまりこれらは主成分とは呼べない．それよりも，超微量の超多成分が必須で，これがないと漢方薬の効果は現れないのであるが，この現象は現代薬理学では説明不可能である．

▶そこで，超多成分が劇的な変化をもたらす事象は身近にないだろうかと考えると，われわれが毎日口にしている食べ物がそうではないかと思い当たった．食べ物も超多成分の構成になっており，しかもある成分だけが突出しているという構造にはなっていない．もしある成分だけが多くなって

いると，その食べ物を食べたときに薬を飲んだときのような効果が出てしまい，このような食べ物は危なくて食べられない．

▶ 食べ物の意義は第一に栄養であるが，われわれが食べ物を選ぶときは必ずしも栄養を第一義的には考えていない．むしろ，美味しいということに大きな価値を見出していると思う．では，この味というものは食べ物に固有なものであろうか．食べ物の味は食べるまでは決してわからない．つまり食べた後に食べた人の中で形成されるものである．まったく同じ物を食べても，美味しいと言う人もいれば，まずいと言う人もいる．しかも，料理の味を左右するものは，決して材料の良し悪しだけではなく，料理人の腕の良し悪しが大きい．そして料理の味に大きな影響を与えているものが，ごく少量加えられる調味料や香辛料である．この微量の成分が料理の味を劇的に変えることはよく経験される．

▶ これを漢方薬の効果に置き換えてみると，漢方薬の主成分と言える超微量の超多成分は，ひとつ1つの成分を同定できたとしても，数千種類の化合物の集合体のため，服用する前の漢方薬をいくら調べても効能はわからない．ある病態の患者が漢方薬を飲んだときに，超微量の超多成分が超多数の作用点をほんの軽く刺激する．その結果，飲んだ患者のなかで，変調を来しているシステムを正常化するようなアクションが起こる．つまり，hostを主語にした文章を作らないと漢方薬の作用は説明できないのであるが，今までhostを主語にした薬理学というものは存在したことがない．そうなると，「こむら返りを芍薬甘草湯が短時間で治す」という表現は正しくない．正しくは，「こむら返りを起こしている患者が芍薬甘草湯を飲むと，3,000カ所の作用点が刺激され，その結果，患者が自分で過収縮している腓腹筋を緩めるアクションを起こす」のである．漢方薬は，変調を来したシステムを正常化する応答を患者から引き出す薬剤であると言うことができる．

1) Nishi A, et al : Deconstructing the traditional Japanese medicine "Kampo" : compounds, metabolites and pharmacological profile of maoto, a remedy for flu-like symptoms. Systems Biology and Applications, 3 : 32, 2017.

第 **1** 章

在宅・施設・訪問医療に
おける問題点

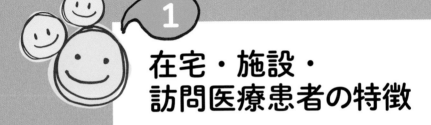

在宅・施設・訪問医療患者の特徴

1

- ▶ 被介護者になる人はほとんどが高齢者である．2017年3月に日本老年学会・日本老年医学会は「高齢者に関する定義検討ワーキンググループ報告書」において「高齢者」の定義を75歳以上90歳未満とした．これに伴い世界保健機構（WHO）の高齢者の定義である65歳以上から75歳未満を「准高齢者」，90歳以上を「超高齢者」とした．

- ▶ またWHOは2000年に日常的に介護を必要としない自立した生活ができる生存期間を「健康寿命」とした．2018年3月9日に厚生労働省は，第11回健康日本21（第二次）推進専門委員会で「健康寿命」が，2016年は男性72.14歳，女性74.79歳だったと公表した．厚生労働省の発表の内容では，前回（2013年時点）と比べ男性が0.95歳，女性は0.58歳延びた．平均寿命との差も男女とも縮小し，健康寿命は男女ともに年々延びている．男性は2001年に69.40歳だったのが，2007年に70.33歳と70歳を超え，2016年は72.14歳まで延びた．女性は2001年に72.65歳だったのが，2016年は74.79歳まで延びた．平均寿命と健康寿命の差が，介護などが必要となる期間である．この差を縮めることが社会保障費の抑制につながる．2016年の平均寿命と健康寿命の差は男性8.84年，女性12.34年であった．2013年と比べると男性0.19年，女性0.06年改善した．

- ▶ まさに，男性8.84年，女性12.34年の「不健康な期間」に，在宅・施設・訪問医療の被介護者になることが多くなり，この期間のQOL（生活の質），ADL（日常生活動作）をどうやって少しでも向上させて介護負担を軽減するかということは，医療を提供する側に突きつけられた命題の1つである．

- ▶ 加齢によって，全身の臓器が複合的に機能低下を来たし，いろいろな疾患が起こることに並行して介護負担も増す．このような加齢による病態と，それに伴う治療と介護をひとまとめにして「老年症候群」と言う（表）．

表1 老年症候群でよくみられる症状と疾患との相互関係

❶ 精神機能低下
健忘・せん妄・認知症

❹ 免疫能低下
易感染性

❼ 感覚障害
反射の低下

❷ 摂食・嚥下障害
誤嚥性肺炎

❺ 生理機能低下
廃用症候群

❽ 排尿障害
失禁，夜間頻尿

❸ 低栄養状態
脱水

❻ 寝たきり状態
褥瘡

❾ 運動器障害
異常姿勢・歩行障害・
易転倒性・骨折

▶ 老年症候群は，対象者の年齢層によって，発現する症状や疾患の頻度が変化しており，急性期疾患関連・慢性疾患（前期高齢者から増加）・介護（後期高齢者から増加）の3期に分けて考える．

▶ 高齢患者に特有な病態として次の9項目が挙げられる．
① 加齢による生理機能の低下・体組織の変化などにより，疾病の症状の現れ方が非定型的であることが多い．
② 身体的・精神的・社会的等の背景が多様であることから，個人差が非常に大きい．
③ 複数の慢性疾患に罹患していることが多い．
④ 他疾患によりポリファーマシーになることで，薬剤相互作用や有害事象が起こりやすい．
⑤ 高齢者の持つ多様性を踏まえた高齢者総合的機能評価（図1）が重要である．
⑥ 環境因子の影響を受けやすいので，居住環境・生活習慣・経済状態・家族内人間関係・社会との関わりなどを十分把握して医療に反映させなければならない．
⑦ 老年症候群に関連する疾患は，多くの場合，治癒を期待できない慢性疾患であることが多い．
⑧ 中年期と高齢期では，疾病構造が違っているので，高齢者では危険な老化の早期発見・早期対処が重要で，特にがんと動脈硬化性疾患に留意する（図2）．

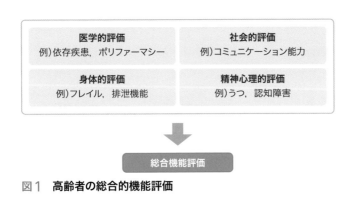

図1　高齢者の総合的機能評価

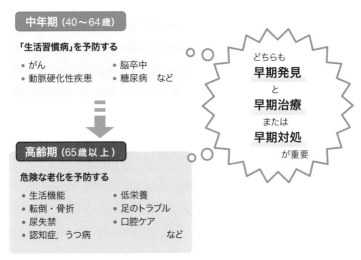

図2　中年期と高齢期の疾病構造

⑨高齢者では，抑うつ状態・うつ病・認知症を来しやすい身体状況や環境要因が増加していく．

▶在宅・施設・訪問医療を受けている患者は，医療機関の外来に通院できる患者よりは，相対的に弱っているので，一般の外来では処方しないような，いわゆる虚弱者用薬剤の処方頻度が高い．

▶免疫能は低下しているので，免疫系の応答が悪く，定型的な反応をしない．感染症に罹患しても，白血球数はそれほど増えないし炎症反応も少ししか

上がらないが，白血球の左方移動があれば，抗菌薬治療を必要としている感染症であると考えてよい．易感染性もよくみられ，感染症に罹患してほとんど治っても，炎症反応の異常値が遷延したり，正常値に戻っても短期間で感染症の再燃を起こしたりすることが多い．

▶ 胃・小腸機能の低下に起因する食欲不振と大腸機能の低下に起因する便秘がよくみられる．また，嚥下機能も低下してくるので，障害の程度が高くなると，誤嚥性肺炎を起こしやすくなり，さらに悪化すると経口摂取自体ができなくなる．

▶ 食事内容では，あっさりした味を好むようになり，タンパク質の摂取量が減少するので，タンパク質栄養失調と言えるような低アルブミン血症を来すことがある．また，水分が不足していることを実感しにくくなるので，特に夏季では命に関わるような脱水になりやすい．

▶ 推算糸球体濾過量（eGFR）が中等度～高度低下（45＞GFR≧30）あるいは高度低下（30＞GFR≧15）になると，腎代謝の薬剤の血中濃度が予想以上に高値となり，副作用が出やすくなる．またこの時期だと慢性腎臓病（CKD）のG3b，G4に相当する．「エビデンスに基づくCKD診療ガイドライン2018 日本腎臓学会編」にはCKDの進行を遅くするための対策は記載されているが，CKDそのものを改善させる対策や薬剤は示されていない．

▶ 運動器の機能が低下すると，フレイル・サルコペニアという状態になり，異常姿勢→歩行障害→易転倒性→転倒・骨折→寝たきり（褥瘡）という負のスパイラルに陥る．フィットネスや運動療法である程度の改善は認められるが，弱った筋骨格系のパフォーマンスを改善させる薬は新薬には存在しない．

▶ 身体と並行して，精神機能の脆弱化・低下がみられるようになると，健忘→せん妄→認知障害へと進行していく．

▶ 65歳以上の高齢者のうち認知症を発症している人は2012年時点で推計約462万人（15.0％）に上ることが厚生労働省研究班の調査で明らかになっている．そして，その数が2025年には730万人（20.6％）へ増加し，2030年では830万人（23.2％），2040年では953万人（25.4％），2050年では1,016万人（27.8％），2030年では1,154万人（34.3％）になると推計されている（図3）[2]．

▶ 認知症が適応症の薬剤は複数保険収載されているが，残念ながら現在使用

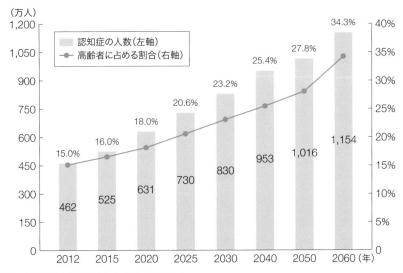

図3　高齢者と認知症の人の占める割合

（文献2より作成）

されている薬には，根本的に認知症の進行を止めるはたらきはなく，飲んでいても最終的には認知症は進行する．また記憶障害や行動障害を劇的に改善させるほどの効果も期待できないとされている．しかし脳で生き残っている神経細胞を活性化させ，覚えたり考えたりするはたらきをある程度保つ可能性がある．また，日常生活に活気が出たり，イライラや不安を少なくしたりすることによって生活の質を上げる効果も期待できる[3]．要するに，問題行動を起こすことなく，いかに穏やかに生活することができるようになるかがポイントである．

▶以上の厳しい状況ではあるが，ほとんどの被介護者は倦怠感を取って欲しい，もっと元気になりたいという希望を持っている．

［文献］

1) 日本腎臓学会編：エビデンスに基づくCKD診療ガイドライン2018，東京医学社，2018．
2) 厚生労働省老健局：認知症施策推進総合戦略（新オレンジプラン）～認知症高齢者等にやさしい地域づくりに向けて～の概要．2015年1月27日．
3) 和歌山県立医科大学附属病院　認知症疾患医療センター：認知症のおくすりについて〈http://www.wakayama-med.ac.jp/med/dementia/ninchisyou/medicine.html〉

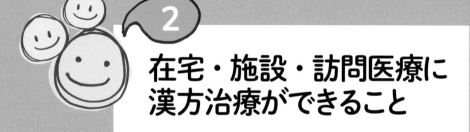

2 在宅・施設・訪問医療に漢方治療ができること

▶ 漢方薬は，そのものが新薬のように，あるターゲットをピンポイントで攻撃するのではなく，身体にはたらきかけて，自身のシステムを正常化させ，結果として被介護者に元気を取り戻してもらうというアクションを起こさせることができる.

▶ 免疫能を上げる，胃腸機能を改善し食欲を増進させる，楽な排便を促す，体力や活力をアップさせる，気分を明るくする，しびれ・痛みを軽減する，腎機能を改善させる，認知症の問題行動を軽減する，このようなことが漢方治療である程度できるのである.

その結果，介護者の身体的・精神的負担が軽減され，介護者が被介護者に向き合う時間が増えることにより，本来の介護ができるようになる.

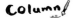

漢方薬を楽に美味しく飲む方法
....

①剤形を工夫します．粉末が苦手な場合，方剤によっては錠剤やカプセルがあります．

②胃管や胃瘻から投与するときは，細粒やエキス顆粒を選択します．細粒ならそのまま微温湯で溶いて，エキス顆粒なら10〜20 mLの少量の水に混ぜて電子レンジでチンすると完全に溶けます．

③漢方薬はほとんど苦味が強くてまずいので，これを極端に嫌うか無理して飲むと嘔吐を誘発することもあります．しかし，苦い味はいくら甘みを加えても消えません．苦味を消すには人が好む苦味を加えるのが最良な方法です．大人が好む苦味としては，コーヒー，ココア，抹茶などがあります．好みに応じて，漢方薬と好ましい苦味の粉を一口で飲めるくらいの量の水に入れて，電子レンジで10秒ちょっと加熱してジュワーと沸騰し始めたら止めます．そうすると，少しまずいくらいの，コーヒー味，ココア味，抹茶味の漢方飲料ができ上がります．加えるコーヒー，ココア，抹茶の量には制限はありませんので，漢方薬の嫌な味が消えるくらい多量に加えても何ら問題はありません．

④嚥下障害が出てきますと，前述の漢方飲料では誤嚥するリスクがあります．このような場合は，漢方飲料に常温で固まるゼリー（例：クールアガー／新田ゼラチン株式会社）を加えて，漢方ゼリーを作ると，むせる確率が数段減少して，安全に漢方薬を飲んで頂くことができます．

第2章

介護者と被介護者のための
漢方治療

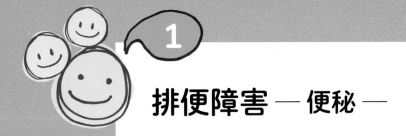

排便障害 — 便秘 —

 ## 介護者にとっての問題点

▶ 排便に関する業務は，それが便秘でも下痢でも，介護者からすると最も大変な仕事の1つである．相手が糞便であることから，臭くて汚いだけでなく，下痢の場合には感染のリスクもある．

▶ 便秘における摘便や浣腸は介護者にも被介護者にも辛いケアである．

 ## 被介護者にとっての問題点

▶ 便秘の場合は，便意を催したときのキリキリとした腹痛や腹部膨満感が辛く，便意を催すたびに介護者に何回もトイレに行きたいと伝えることが心苦しい．

▶ 便秘が数日以上続くと，主に腹部膨満感により，食欲が低下したり，不隠や不眠を来したりすることがある．

 ## 現代医療の（漢方薬を使わない）便秘の治療

▶ 薬物療法では，緩下剤の酸化マグネシウムが第一選択になる．刺激性が少なく，耐性を生じることがない．便を軟化させることにより緩徐な下剤として作用するが，大量に用いると強力な下剤にもなる．ときに高マグネシウム血症を呈することがあるので，酸化マグネシウム服用中は少なくとも3ヵ月に1回は血中マグネシウム値を測定する必要がある．

▶ 酸化マグネシウムで効果が不十分な場合は，クロライドチャネルアクチベーター（上皮機能変容薬）であるルビプロストン（アミティーザ®）を用いる．

クロライドチャネルアクチベーターは，小腸のクロライドチャネルを活性化することで腸管内への腸液の分泌を増やし，便の水分含有量を増して軟らかくし，腸管内輸送能を高めて排便を促進させる．

▶腹部に張りがあり，腸蠕動が乏しい場合，刺激性下剤を使用する．センノシド（プルゼニド®など），センナ・センナジツ（アローゼン®），ピコスルファートナトリウム（ラキソベロン®など），ビサコジル（テレミンソフト®など）などがある．長期連用により効果の減弱を来すため，連用は避け，週に1〜3回の頓用で用いるのが一般的である．直腸まで便が降りてきていたら，直腸内で炭酸ガスを発生させ，それが直腸伸展刺激となり排便を促す炭酸水素ナトリウム・無水リン酸二水素ナトリウム（新レシカルボン®）の使用も考慮する．

▶それでも排便がないときには，浣腸によって直腸内に注入されたグリセリンの刺激作用により，腸管の蠕動を亢進させ，便を軟化・湿潤化させることで便の排泄を促す．一般的にこの処置は，被介護者にとってかなり不快である．便の軟化が十分にできない場合には，注入した浣腸液がただ回収されるだけで，排便がまったくみられないこともある．

▶浣腸でも排便できない場合は摘便を行うが，介護者にとっても被介護者にとっても，非常に辛い処置である．

▶腸管，特に大腸の状態は，体調や食事内容により日々刻々変化している．そのためちょうどよい排便になるように漢方薬以外の薬剤で調節することは，ある意味至難の技であり，ほとんど不可能であると言っても過言ではない．その結果，普通便である日よりは，軟らかすぎたり硬すぎたりする日が多くなり，なかなか介護者も被介護者もともに満足する状態にならないのが現実である．

▶特に下剤が効きすぎたときは，下痢便となるため，下痢のときと同じ介護上の問題が生じることになる．

便秘の治療に漢方薬を使う利点

- 便秘を適応とする漢方薬のエンドポイントは「普通便が楽に出る」である．つまり，便の水分含有量が少ないことによる便の乾燥・硬化に対しては，腸管壁からの水分分泌を増やして便を軟化させてちょうどいい硬さの「普通便」にすると同時に，正常よりは弱まっている大腸の蠕動を回復させて，特段いきまなくても便が「楽に出る」のが目標である．これらの過程は全て被介護者自身が自ら行えるような応答を漢方薬が引き出しているのである．
- ちょうどいい排便状態になれば，被介護者自身がそれ以上便を硬くしたり，軟らかくしたりする応答をする必要がない．漢方薬が新薬のような薬剤であると考えると，漢方薬があたかもちょうどいい便になったら，作用を止めてくれているようにみえるが，実際には被介護者自身で調整しているのである．
- 選択した漢方薬を服用しても便がまだ硬い場合には，より強い応答を引き出す漢方薬に変更し，便が軟らかすぎる場合には，より弱い応答を引き出す漢方薬に変更すればよい．

便秘に対するサイエンス漢方処方

大腸機能が低下している被介護者に対する第一選択薬

桃核承気湯（トウカクジョウキトウ） 61

- 放置しておくと数日から1週間以上排便がない場合などに用いられ，大腸機能を回復させる応答が最も強い漢方薬の代表と言える．
- 在宅・施設の被介護者では，日常生活動作能力が低下すると同時に大腸機能も低下することが多く，低下した大腸機能を元の状態まで回復させる強い応答が必要になる．
- 添付文書上「著しく胃腸の虚弱な患者」や「著しく体力の衰えている患者」には慎重投与とされているが，このような胃腸機能の衰えている患者こそが強い応答を必要としているので，この使用上の注意はまったく的外れな指摘である．
- 通常は数日の服用で毎日普通便が出るようになり，介護負担が激減する．

つまり，摘便と浣腸を必要としない介護が実現する．

▶ 桃核承気湯を投与しても便が硬いままの場合は，漢方薬の選択が間違っていたと判断し，他の方剤を考慮する．変更する方剤候補としては，大承気湯，通導散，大黄牡丹皮湯などが挙げられる．

▶ 桃核承気湯を投与すると軟便になる場合は，被介護者の大腸機能がそれほど落ちていなかったと判断されるので，まずは麻子仁丸に変更するとよい．

桃核承気湯を投与したら軟便になるときの第一選択

麻子仁丸 マ シ ニンガン (126)

▶ 便秘のタイプは弛緩性便秘なので腸蠕動が弱くなり，同時に腸管壁からの水分の分泌量が減っているので，便が乾燥して硬くなる．

▶ 腸蠕動を亢進させて便を軟化させる応答を引き出すのであるが，その強さは中等度である．したがって，在宅・施設の被介護者の多くが示す弱った大腸機能に使っても，十分は応答を引き出せないことが多い．

▶ 少なくとも寝たきりの様態ではなく，日中は座ってばかりでもなく，ある程度の活動性がみられる被介護者に投与するのが最適である．したがって，添付文書上「著しく胃腸の虚弱な患者」には慎重投与という指摘は当たってはいるが，その意図しているところは正反対である．

麻子仁丸でも軟便になるときの選択肢

大黄甘草湯 ダイオウカンゾウトウ (84)

▶ 下剤系漢方薬のプロトタイプである．シンプルな構造で，非常に軽い常習性便秘に用いる．つまり，腸管の機能はあまり低下していない比較的元気な被介護者が対象になる．

▶ 添付文書上「著しく胃腸の虚弱な患者」や「著しく体力の衰えている患者」には慎重投与とされているが，そのような患者に投与しても十分な応答が得られないという意味であれば正しいが，意図するところは正反対である．

調胃承気湯

▶ 大黄甘草湯に芒硝0.5 gが加わったもので，芒硝とは，硫酸ナトリウム10水和物のことであり，化学式はNa$_2$SO$_4$・10H$_2$Oである．大黄甘草湯よりも多少切れ味がよくなっている．

▶ 添付文書上「著しく胃腸の虚弱な患者」や「著しく体力の衰えている患者」には慎重投与とされているが，そのような患者に投与しても十分な応答が得られないという意味であれば正しいが，意図するところは正反対である．

桂枝加芍薬大黄湯 ⑬④

▶ これも弱いタイプの下剤系漢方薬であるが，腸管全体を動かす応答を引き出すことができるので，イレウスの予防に使うことが推奨される．

▶ 添付文書上「著しく胃腸の虚弱な患者」には慎重投与という指摘は当たってはいるが，その意図しているところは正反対である．

桃核承気湯を投与しても便が硬いままのときの第一選択

大承気湯 ⑬③

▶ ツムラ大承気湯の生薬構成をみると，日局コウボク（厚朴）5.0 g，日局キジツ（枳実）3.0 g，日局ダイオウ（大黄）2.0 g，それと無水ボウショウ（芒硝）1.3 gであり，成分として芒硝を含んでいる．芒硝の量はツムラ調胃承気湯の場合の0.5 gに比べて2.6倍多い．

▶ 硫酸ナトリウム10水和物は，酸化マグネシウムと同じ塩類下剤に分類され，浸透圧によって腸管内の水分を増やして下剤効果を発揮する．

▶ 大承気湯は中高年の男性の便秘の第一選択薬である．桃核承気湯には微小循環障害改善作用があるので，骨盤内の細かい静脈網の血流を改善することで腸管機能を改善する．これは女性の場合には便秘の治療に有用であるが，男性の場合には骨盤内微小循環障害の影響をあまり受けないため，比較的単純なメカニズムの下剤の方が効きやすいと考えられる．

▶ 添付文書上「著しく胃腸の虚弱な患者」や「著しく体力の衰えている患者」

には慎重投与とされているが，そのような患者に投与しても不利な反応が出ることはない．

骨盤内の微小循環障害がさらに進行しているときの選択肢

通導散 (105)
ツウドウサン

▶ ある程度の活動性は保たれている女性が対象で，精神的なイライラ感などを伴うことが多い．

▶ 添付文書上「著しく胃腸の虚弱な患者」や「著しく体力の衰えている患者」には慎重投与とされているが，そのような患者に投与しても不利な反応が出ることはない．

右下腹部に痛みを訴えたときの選択肢

大黄牡丹皮湯 (33)
ダイオウ ボ タン ピ トウ

▶ 右下腹部に炎症がある病態になら何でも使える．急性虫垂炎でも付属器炎でも，炎症があれば必然的に腸管の動きは悪くなるので，下剤としてのはたらきは必要な薬効である．

▶ 虫垂炎や付属器炎のような強い炎症はなくても，便秘に伴う腹痛が右に偏っている場合には，大黄牡丹皮湯が選択される．

▶ 添付文書上「著しく胃腸の虚弱な患者」や「著しく体力の衰えている患者」には慎重投与とされているが，そのような患者に投与しても不利な反応が出ることはない．

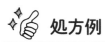 # 処方例

● 在宅・施設・訪問患者の便秘の第一選択

> Rp. **桃核承気湯**　1回1包　　　　　　　　1日3回　14日分

> ↳ 桃核承気湯で軟便になったら

>> Rp. **麻子仁丸**　1回1包　　　　　　　　1日3回　14日分

>> ↳ 麻子仁丸でも軟便になったら

>>> Rp. **大黄甘草湯**　1回1包　　　　　　1日3回　14日分
>>> または
>>> **調胃承気湯**　1回1包　　　　　　1日3回　14日分
>>> または
>>> **桂枝加芍薬大黄湯**　1回1包　　　1日3回　14日分

● 中高年男性の便秘の第一選択

> Rp. **大承気湯**　1回1包　　　　　　　　　1日3回　14日分

● 骨盤内微小循環障害がメインの女性なら

> Rp. **通導散**　1回1包　　　　　　　　　　1日3回　14日分

● 右下腹部痛を伴ったら

> Rp. **大黄牡丹皮湯**　1回1包　　　　　　　1日3回　14日分

排便障害 ― 下痢 ―

 ## 介護者にとっての問題点

▶ 排便に関する業務は，それが便秘でも下痢でも，介護者からすると最も大変な仕事の1つである．相手が糞便であることから，臭くて汚いだけでなく，下痢の場合には感染のリスクもある．

▶ 下痢における頻回の下痢便処理や汚れた寝具の交換，下痢便の刺激による被介護者の肛門周囲のびらんの処置などにより，ただでさえ大変な作業の時間はより長くなり，日常業務に支障が出るなど，介護者の負担は一層重くなる．

 ## 被介護者にとっての問題点

▶ 下痢の場合は，さらに頻回の便意が切迫しているので，介護者に申し訳ないだけでなく，下痢便の排便時の腹痛や下痢便の刺激による肛門周囲のびらんに起因する痛みが辛い．

 ## 現代医療の（漢方薬を使わない）下痢の治療

▶ 薬物療法では，腸管の動きを止める作用のある薬剤が中心となる．代表的なものは，ロペラミド塩酸塩（ロペミン®など），タンニン酸アルブミン（タンナルビンなど），ベルベリン塩化物（キョウベリン）である．

▶ 下痢が止まった場合には，腸管の動きも止めているので，そのあと正常に動けばいいが，往々にして便秘に傾くことがあり，ちょうどいい腸のはたらきを保つための調整が難しい．

▶ 下痢によって乱れた腸内細菌叢を修復するためのプロバイオティクス製剤としては，ビフィズス菌（ビオフェルミン®，ラックビー®），耐性乳酸菌（エンテロノン®-R，ビオフェルミンR®），ラクトミン（ビオフェルミン®配合剤），酪酸菌（ミヤBM®），乾燥酵母（乾燥酵母エビオス）などがある．

▶ プロバイオティクス製剤はあくまでも補充療法であり，下痢に対する速効性はない．

✌ 下痢の治療に漢方薬を使う利点

▶ 下痢を適応とする漢方薬のエンドポイントは，下痢を惹起している腸管の炎症を鎮めて腸管運動を正常化する応答を患者から引き出すことである．

▶ 下痢を引き起こしている炎症の程度により，色々な方剤が用意されている．

👍 下痢に対するサイエンス漢方処方

腸管の機能が落ちたことによる下痢の選択肢

啓脾湯

▶ 体力が落ちたことにより腸管の機能も低下し，消化不良となって下痢が起こる．便の性状は泥状ないし水様である．

▶ 明け方近くに下痢で目が覚めることを古来「鶏鳴瀉」（ニワトリが鳴く時刻に起こる下痢という意味）と言い，啓脾湯の使用目標の1つとされている．これも腸管の機能が低下したときの症状の1つと考えられる．

真武湯

▶ 腸管の機能だけでなく，身体機能が全般的に低下し，新陳代謝が沈衰した場合に起こる下痢に用いられる．

▶ 一般的に下痢便の性状は泥状である．

▶ 下痢だけでなく，雲の上を歩くような身体動揺感（めまいと表現）や，脳血管障害後遺症としての筋骨格系機能の低下，熱産性能の低下による冷えなども訴えることがある．

ニンジントウ
人参湯 (32)

▶ 胃腸の消化機能が低下し，腸管が水っぽくなって冷えることで，主に水様便が出る場合に用いられる．

▶ 自分はもともと胃腸が弱いという人に長期に使うと，胃腸が丈夫になったという変化がみられることがある．

細菌性あるいはウイルス性腸炎の症状としての下痢のときの選択肢

ハンゲシャシントウ
半夏瀉心湯 (14) [TY 94]

▶ 細菌性の下痢，食あたりによる激しい腸管の炎症に起因する下痢の第一選択である．

▶ お腹がゴロゴロ鳴って，臭いのきつい不消化便が出る場合にも用いられる．この場合には頻回の服用が必須で，服用間隔は長くても4時間，症状が重いときには，2〜3時間おきの服用が必要である．

ケイシニンジントウ
桂枝人参湯 (82)

▶ ウイルス性の下痢，例えばノロウイルスなどのエンテロウイルスによる激しい水様便には第一選択である．

▶ 腸管に起こる激しい炎症と腸管への多量の水分シフト，併発する頭痛に対して，これらを急速に終息させる応答を迅速に引き出すことができる．

▶ 服用法は独特である．1服目は2包を一度に服用する．ツムラ桂枝人参湯であれば一度に5gを服用する．次いで，1時間ごとに1包を，下痢が治るまで継続して服用し続ける．

▶ 急性疾患に使用する漢方薬は，一般的に病悩期間が短ければ短いほど，効果発現までの時間は短くなる．ノロウイルスによる急性胃腸炎では，下痢に加えて腹痛もかなりひどいので，発症から受診までの時間が短い．そのため，桂枝人参湯を毎時間服用すると，下痢が治るまでに2〜3時間ですむことをよく経験する．

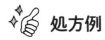 **処方例**

● 腸管機能低下による下痢の第一選択

> Rp. 啓脾湯　1回1包　　　　　　　　　　　　1日3回　7日分

● 腸管のみならず全身の機能低下による下痢の第一選択

> Rp. 真武湯　1回1包　　　　　　　　　　　　1日3回　7日分

● 腸管の冷えと水様性下痢を伴ったとき

> Rp. 人参湯　1回1包　　　　　　　　　　　　1日3回　7日分

● 細菌性胃腸炎あるいは食あたりに

> Rp. 半夏瀉心湯　1回1包　　　　　　　　　1日6回以上　5日分

● ウイルス性胃腸炎の第一選択

> Rp. 桂枝人参湯　初回2包，以後治るまで1時間おきに1包

フレイル，サルコペニア

▶ 厚生労働省による「フレイルティ（frailty）およびサルコペニアと栄養の関連」[1] によるフレイルの診断基準を表1[2]に示す．またサルコペニアの診断について表2[3]に示す．なお，本書ではフレイルを使う．

❶ 体重減少
❷ 主観的疲労感
❸ 日常生活活動量の減少
❹ 身体能力（歩行速度）の減弱
❺ 筋力（握力）の低下

表1　Friedによるフレイルの診断基準
上記の5項目中3項目以上該当すればフレイル
（文献2より引用）

❶ 筋肉量減少
❷ 筋力低下（握力など）
❸ 身体機能の低下（歩行速度など）

表2　サルコペニアの診断
診断は上記の項目1に加え，項目2または項目3を併せ持つ場合
（文献3より改変）

▶ フレイルの原因の1つにサルコペニアが存在する．低栄養が存在すると，サルコペニアにつながり，活力低下，筋力低下・身体機能低下を誘導し，活動度，消費エネルギー量の減少，食欲低下をもたらし，さらに栄養不良状態を促進させるというフレイル・サイクルが構築される[4]．

▶ 予防のターゲット臓器とゴールは，骨格筋とその機能維持であり，骨格筋量，筋力，身体機能は栄養素としてはタンパク質摂取量に強い関連がある．

▶ 最近のコホート調査で，タンパク質摂取量が少ないことは3年後の筋力の低下と関連し，さらに高齢女性の3年間の観察で，タンパク質摂取量が少ないとフレイルの出現のリスクが増加することが確認されている[5]．

▶ 高齢者には同化抵抗性（anabolic resistance）があり，アミノ酸が筋肉に供給されても筋肉タンパク質同化作用が成人よりも弱いので，高齢者では成

人以上にアミノ酸の血中濃度を上げる必要がある．したがって，少なくとも毎食良質なタンパク質を25〜30g程度摂取しなければ骨格筋で有効なタンパク合成が維持できない[6]．

▶ 運動，特にレジスタンス運動によっても筋肉でタンパク合成が誘導される．一方，空腹時に運動を実施すると，タンパク合成よりも異化反応が亢進し，正味タンパク質量が減少する．したがって，筋タンパク合成に最も有効なのはレジスタンス運動とアミノ酸の供給を同時期（運動後1時間程度）に実施することである[7]．

▶ フレイル・サルコペニアに対するタンパク質，アミノ酸介入はレジスタンス運動との併用により効果的であるが，量的な問題はいまだ不明確である．また，同化抵抗性に対する対策についても，今後の研究が待たれる．さらにはビタミン，ミネラルなどの関与または介入効果や，認知症発症と栄養素との関連についてもエビデンスの蓄積が必要である．

 ## 介護者にとっての問題点

▶ 被介護者がフレイル・サルコペニアになり，その程度が重くなるにしたがい介護者の負担が増す．特に被介護者の体重が重い場合にはなおのこと被介護者の移乗の介助などにより，介護者の腰や膝への負担が大きくなる．

▶ 在宅の場合，特に老老介護の場合には，介護者がすでに腰や膝に不調を抱えていることが多く，介助するときの負担がより大きく，場合によっては不調がさらに悪化することもある．家庭で使えるリフトなどの補助具があれば非常に有用である．

 ## 被介護者にとっての問題点

▶ フレイル・サルコペニアが進行して身体が弱ってくることを被介護者が自覚するようになると，精神的に抑うつ傾向になることもある．特に在宅では介護者にさらに負担がかかることに対する自責の念が被介護者の心に重くのしかかる．

現代医療の（漢方薬を使わない）治療

▶ レジスタンス運動や栄養管理，また肺炎，転倒・骨折，食欲不振などの早期治療，認知症の管理，適切な介護サービスの導入支援などによりフレイル・サルコペニアの増悪を予防する．

▶ フレイル・サルコペニアには，レジスタンス運動と低強度の有酸素運動が効果的である．また，高齢者には同化抵抗性があるので，1日の骨格筋でのタンパク質合成を維持するためには毎食，良質なタンパク質を25〜30ｇ摂取する必要がある．筋肉でのタンパク質合成を促す必須アミノ酸ロイシンの補給は高齢者の筋肉の萎縮を改善するという報告[8]がある．

 ## 治療に漢方薬を使うことの利点

▶ 現代医療のフレイル・サルコペニア対策は，タンパク質を強制的に摂らせることで，弱った筋肉を再び蘇らせることができるかのように読むことができるが，同時に行うレジスタンス運動と低強度ではあっても有酸素運動が高齢者には，高いハードルである．

▶ 古来，補腎剤と呼ばれる一群の漢方薬は，高齢者つまり生まれながらの生命力が衰えてきた年齢層を対象として，生命力をアップすることで，老化現象を少しでも和らげる効能を持っている．代表的な方剤は，八味地黄丸（八味丸），牛車腎気丸，六味丸である．ここでいう「腎」とは腎臓も含まれるが，もっと広い意味で，抽象的ではあるが，古典的には生来の生命力を意味し，成長，発育，生殖に影響を与えるとされている．

▶ すでに「黄帝内経」（紀元前200年代に編纂）には腎気に関して次のような記載がある．「丈夫八歳腎実，髪長歯更（男の子は8歳にして腎気実し，髪長じ歯更る）」「五八腎気衰，髪墮歯槁〔五八（5×8＝40歳）にして腎気衰え，髪墮ち歯かる〕」大雑把に言うと40歳を境に生命力は下降傾向になるので，生まれながらの生命力が衰えてきた年齢層とは40歳以上を指すと考えてよい．

▶ さらに，漢方薬には補剤と呼ばれる一群があり，漢方医学的には「気」や「血」が不足したときにこれを補って調整すると言われている．わかりやすく言えば，気力体力が落ちて局所的に血液が不足して循環が悪くなってい

る状態に対して，漢方薬を投与することで，自力で回復させる応答を引き出す一群の漢方薬のことである．代表的な方剤は，真武湯，補中益気湯，十全大補湯，人参栄養湯，黄耆建中湯である．

▶ 漢方薬以外の薬で補腎剤や補剤のような効能を持っているものはない．巷には滋養強壮，疲労回復を謳った栄養ドリンクが溢れているが，フレイル・サルコペニアに有効なものはない．

▶ 補腎剤や補剤という範疇に入る漢方薬であれば，フレイル・サルコペニアに対しても，老化によって低下した身体能力の回復が期待できる．

 # フレイル，サルコペニアに対するサイエンス漢方処方

老化現象，特に下半身の機能低下に対する第一選択
八味地黄丸，八味丸 ⑦

▶ 高齢者の泌尿器，生殖器，下肢筋の衰えを改善する．

▶ 胃腸は丈夫だが血管・内分泌系の老化するタイプ[9]に使用する．

▶ 坐骨神経痛，老化による腰痛，夜間頻尿などの排尿障害，老化による易疲労，不妊症などに使用される．

▶ 添付文書上「著しく胃腸の虚弱な患者」や「体力の充実している患者」には慎重投与とされているが，そのような患者に投与しても不利な反応が出ることはない．

特に下肢のしびれや夜間頻尿に使用する場合の第一選択
牛車腎気丸 ⑩⑦

▶ 高齢者の泌尿器，生殖器，下肢筋の衰えを改善する．特に下肢のしびれと夜間頻尿に対する効果は八味地黄丸よりかなり優れている．

▶ 下肢のしびれと夜間頻尿に適用するときには，ブシ末を併用した方が有効率は高くなる．

▶ 女性の夜間頻尿に使うときには，コウジン末を併用すると有効率が高くなる．

▶ 添付文書上「著しく胃腸の虚弱な患者」や「体力の充実している患者」には慎重投与とされているが，そのような患者に投与しても不利な反応が出ることはない．

▶ 他に抗がん薬によるしびれのうち，神経の軸索だけが障害されている軽度のものには有効であるが，神経細胞まで障害されている重症のものでは，神経細胞保護作用のある人参養栄湯を併用しないと満足すべき効果は得られない．

老化現象に加えて皮膚乾燥が著しいときの第一選択

六味丸 (87)
ロク ミ ガン

▶ 高齢者の泌尿器，生殖器，下肢筋の衰えを改善するが，八味地黄丸との相違点は皮膚乾燥対策になる点である．衰えに加えて皮膚乾燥が目立つ人には使ってみる価値がある．口渇，手足のほてりという症状も特徴的であるが，出現頻度はそれ程多くはない．

▶ アトピー性皮膚炎，尋常性乾癬などの難治性皮膚疾患における皮膚乾燥対策としては最も有用である．

▶ 添付文書上「著しく胃腸の虚弱な患者」には慎重投与とされているが，そのような患者に投与しても不利な反応が出ることはない．

老化現象に加えて胃腸虚弱になって痩せていくときの第一選択

真武湯 (30)
シン ブ トウ

▶ 特に高齢者用というわけではないが，身体機能が全般的に低下し，新陳代謝が沈衰している患者に適用される．頻度としては弱った高齢者に投与されることが多い．

▶ 特徴的な症候として，泥のような下痢便や雲の上を歩くような身体動揺感がある．

▶ 低下した身体機能という面からみると，胃腸の消化機能低下，脳血管障害後遺症としての筋骨格系機能低下，熱産性能低下，内耳と胃腸の水分調整能低下などが代表的なものである．

免疫能と消化管機能を元に戻したいときの第一選択

補中益気湯 ホチュウエッキトウ (41) [TY 101]

▶ 免疫能の変調はあくまでも急病や手術などによって，一時的に免疫能が低下している場合に限られる．

▶ 疲労と言っても，日常的以上のアクティビティによって感じる疲れといった類のものであり，補中益気湯の服用と休息により，短時間で回復する程度のものを指す．

▶ コントロールスタディはないが，高齢者施設などで，インフルエンザの流行期に入ったとき，利用者に補中益気湯を投与することで予防効果が得られたという報告[10]がある．新規ウイルス感染症にも予防効果のある可能性を否定できない．

ヘロヘロ・ヨレヨレに精神・呼吸器症状などを合併しているときの第一選択

人参養栄湯 ニンジンヨウエイトウ (108)

▶ 人参養栄湯は多くの高齢者が，加齢とともに呼吸器機能や精神機能が弱ることによる問題を抱えるようになることもあり，高齢者が弱った状態を少しでも上向きにする効果を最も期待できる漢方薬である．

▶ 臨床の現場では，食欲が大幅に落ちたことが入院の理由になる場合が決して稀ではない．このような患者に人参養栄湯を投与すると，多くは1週間以内に，十分な食欲が戻り退院することをよく経験する．

▶ 同じような使用目標の漢方薬に十全大補湯があるが，十全大補湯は担がん患者ががんによって衰弱が強くなったとき，肝がんや胃がんが一応治癒切除できたとしても進行がんなので再発する可能性があるとき，アトピー性皮膚炎で全身に重度の皮膚症状があるときなどには有用性はあるが，高齢者のフレイル・サルコペニアには適当な投与のタイミングが思いつかない．

寝たきりあるいは終日横になっている高齢者を起こしたいときの第一選択

黄耆建中湯（オウ ギ ケンチュウトウ）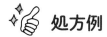

- ▶体力がなくなると並行して胃腸機能が低下していくので，食事量が減少するときに使用される．人参養栄湯では不十分であると推測されるときに選択するとよい．
- ▶2〜4週間くらい服用すると，かなりの割合で，日常生活動作（ADL）の改善がみられ，終日横になっていた人が，短時間でも座位になるというようなことが珍しくない．
- ▶ADLの改善に伴い，食事量が少しずつ増加していくので，このような場合では，全身状態は明らかに改善傾向を示す．

👍✨ 処方例

- ● 血管から老化して下半身が弱るタイプに対する第一選択

  | Rp. | 八味地黄丸（八味丸） 1回1包 | 1日3回 14日分 |

- ● 特に下肢のしびれ・夜間頻尿があるときの第一選択

  | Rp. | 牛車腎気丸 1回1包 | 1日3回 14日分 |

- ● サルコペニアに加えて皮膚乾燥が著しいときの第一選択

  | Rp. | 六味丸 1回1包 | 1日3回 14日分 |

- ● 胃腸から老化する栄養不良タイプに対する第一選択

  | Rp. | 真武湯 1回1包 | 1日3回 14日分 |

- ● 一時的に低下した免疫能と消化管機能を戻したいときの第一選択

  | Rp. | 補中益気湯 1回1包 | 1日3回 14日分 |

（つづく）

● **精神・呼吸器症状を伴うヘロヘロ・ヨレヨレに対する第一選択**

> Rp. **人参養栄湯 1回1包** 1日3回 14日分

● **寝たきりの人を起こしたいときの第一選択**

> Rp. **黄耆建中湯 1回1包** 1日3回 14日分

［文 献］

1) 厚生労働省〈https://www.mhlw.go.jp/file/05-Shingikai-10901000-Kenkoukyoku-Soumuka/00000 42643.pdf〉

2) Fried LP, et al. Cardiovascular Health Study Collaborative Research Group：Frailty in older adults: evidence for a phenotype. J Gerontol A Biol Sci Med Sci, 56 (3)：M146-156, 2001.

3) Cruz-Jentoft AJ, et al. European Working Group on Sarcopenia in Older People：Sarcopenia: European consensus on definition and diagnosis: Report of the European Working Group on Sarcopenia in Older People. Age Aging. 39 (4)：412-423, 2010.

4) Xue QL, et al：Initial manifestations of frailty criteria and the development of frailty phenotype in the Women's Health and Aging Study Ⅱ. J Gerontol A Biol Sci Med Sci, 63 (9)：984-990, 2008.

5) Bartali B, et al：Protein intake and muscle strength in older persons: does inflammation matter？. J Am Geriatr Soc, 60 (3)：480-484, 2012. Beasley JM, et al：Protein intake and incident frailty in the Women's Health Initiative observational study. J Am Geriatr Soc, 58 (6)：1063-1071, 2010.

6) Paddon-Jones D, et al：Dietary protein recommendations and the prevention of sarcopenia. Curr Opin Clin Nutr Metab Care, 12 (1)：86-90, 2009.

7) Drummond MJ, et al：Nutritional and contractile regulation of human skeletal muscle protein synthesis and mTORC1 signaling. J Appl Physiol, 106 (4)：1374-1384, 2009.

8) Nicastro H, et al：An overview of the therapeutic effects of leucine supplementation on skeletal muscle under atrophic conditions. Amino Acids, 40：287-300, 2011.

9) 花輪壽彦：漢方診療のレッスン, 金原出版, 1995.

10) 渡邊直人：インフルエンザ感染予防対策と漢方薬「医療関係者向けサイト漢方スクエア」〈https://www.kampo-s.jp/web_magazine/back_number/206/index-206.htm〉

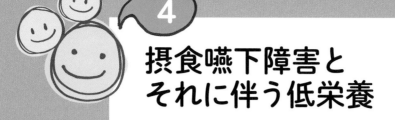

摂食嚥下障害とそれに伴う低栄養

▶ 高齢者は加齢とともに摂食・嚥下機能が低下し，摂食・嚥下障害の有病率は介護施設で45.3～59.7％[1]である．諸外国では，欧米で40～60％[2]，韓国で52.7％[3]と報告されている．わが国の肺炎による入院のうち，誤嚥性肺炎の割合は60.1％に及び，75％が70歳以上，80歳以上では80.1％[4]に達する．在宅・施設入所者を対象にした調査では，摂取している食形態と嚥下機能検査で適切と判断された食形態が一致しないケースが報告[5]されている．特養の介護職を対象にした調査では，摂食・嚥下障害を持つ入所者の食事介助において，嚥下や食事の形態，援助技術に不安を感じていることが報告[6,7]されている．療養型病床群・介護老人保健施設の看護職を対象にした調査では，摂食嚥下機能のスクリーニングテストや，基礎訓練に関する知識・実践力が低いことが報告[8]されており，特養の看護職も同様の状況にあることが推察される[9]．

▶ 摂食・嚥下障害に起因する問題点を「健康長寿ネット」[10]から引用すると，摂食嚥下障害を起こすと，低栄養や脱水，誤嚥性肺炎，食べる楽しみを失うことによるQOL（生活の質）の低下などが，問題点として挙がってくる．特に高齢者の場合は，加齢に伴う歯の欠損，舌の運動機能低下，咀嚼能力低下，唾液分泌量の減少，口腔感覚の鈍麻，咽頭への食べ物の送り込み遅延などの機能的な変化により，摂食嚥下障害を起こしやすくなる．

▶ 在宅医療に占める要介護状態の在宅高齢者の30～40％がタンパク質・エネルギー低栄養状態（PEM：protein-energy malnutrition）にあると言われ，PEMの早期発見と予防は，在宅医療での栄養管理を考える上で非常に重要である．

▶ 高知県高知市の近森病院には摂食・嚥下委員会があり積極的にチームとして取り組んでいる（2017年度委員会報告）．

①口のリハビリテーション認定講座の開催：看護師を対象に実施し，講座・筆記試験・実技試験を行い23名が合格．②看護師による嚥下フローチャート評価の導入：摂食嚥下障害が疑われる患者さんに対し，以前はSTが評価を実施していたが，まず看護師が評価するシステムに変更．

▶ 薬剤性嚥下障害の概念は知られているが，非定型抗精神病薬などによっても，重篤な摂食嚥下障害が報告[11]されている（図）．高齢者などでは入院・手術などの環境の変化のためにみられるせん妄・不穏症状に対して処方された薬剤により，嚥下障害が出現して食事が摂れなくなり，QOLが損なわれる場合もある．

摂食嚥下障害の専門職が服薬困難ありと判断した65歳以上の高齢者（29施設223人）の服薬困難の内訳は，薬の飲み込みにくさ158，3回以上飲み込む動作100，何度も流し込む117，むせ85，口腔内残薬82，咽頭残薬60，服用後に口腔周辺で薬が見つかる42などであり，嚥下のスクリーニングテストのうち，反復唾液飲みテスト（RSST）と改定水飲みテスト（MWST）のいずれも正常であったのは，わずかに37/213であった．薬剤による摂食嚥下障害の症状（複数回答）は食事中の眠気が最も多く，次いで動作緩慢，誤嚥，むせが約半数であった．摂食嚥下障害を引きおこした薬剤の種類としては，抗精神病薬，抗不安薬，睡眠薬（ベンゾジアゼピン系・非ベンゾジアゼピン系），抗けいれん薬，抗うつ薬，認知症治療薬であり，薬剤の上位6位はリスペリドン，ハロペリドール，クエチアピン，チアプリド，アルプラゾラム，ジアゼパムであった．薬剤のうち最も多いのは，リスペリドン76件であったが，投与量は常用量であった．摂食嚥下障害を引き起こす可能性のある薬剤の投与後は，①1週間以内は常に摂食嚥下障害の発症に留意して早期発見に努めるとともに，②発症した場合は投薬調整などの対応を行い，③回復するまでは，摂食嚥下障害の程度に応じて，食形態調整や経口摂取中止など誤嚥予防に努めるべきである．

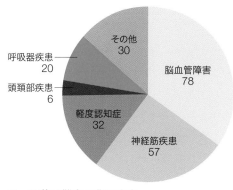

図　服薬困難者の背景疾患

（文献11より転載）

 ## 介護者にとっての問題点

▶介護者にとって，被介護者に対して生き続けるために十分な量の食事を与えることは，介護における最も重要なポイントの1つである．しかし，被介護者が食事を欲しがらない摂食障害と，食事を欲しがるのに嚥下障害によってむせがひどくて，無理に食べさせると誤嚥を起こすリスクが高い場合，介護者ができることに限界がある．

▶食事を欲しがらない被介護者に対しては，「食べないとからだが弱りますよ」「もう少しでいいから食べましょう」「頑張って食べましょう」などと励ましながら，何とか食べさせようと努力しても，それだけで摂食意欲が増すことはない．むしろ最近では，食事摂取を無理強いすることは一種の虐待ではないかという見方もある．

▶食欲は生きる意欲と同義であると考えられる．生きる意欲には波があり，人生の最期が近くなってくると，波が低くなって摂食を拒否したとしても，2週間くらい経過すると波がまた高くなって，自然に食べ始めるようになることが意外と多いので，さしあたりは摂食を無理強いしないで様子をみるのが得策である．

被介護者にとっての問題点

▶ 何と言っても，食べたくないときに食事を強要されることほど辛いことは
ない．健常者でも一時的に体調が悪くなって食欲がないのに，健康や回復
のためと称して食べることを強要されると，ほとんどの場合は感情を害す
る．人間は胃腸の消化機能が整ったときにだけ，食欲のランプが点灯する
ようにできている．食欲がないのに食事の強制が継続すると，徐々に抑う
つ状態になっていくこともある．

▶ 食べたいのに食べると「むせ」がひどくて食べることができないと，精神的
には怒りの感情が出現して精神不安定になり，介護者に八つ当たりするこ
ともある．

 ## 漢方薬を使わない場合に現場では

▶ 嚥下障害を起こすと，誤嚥による肺炎というリスクを抱えるだけではなく，
食事への意欲をなくし食事量が減るため栄養不足になる．そのうえ水分が
うまく摂れずに脱水になる可能性もある．嚥下障害の治療方法は大きく「経
管栄養法，訓練，手術」の3つに分けられる．嚥下障害を起こす主な原因は，
脳血管障害や脳梗塞（脳卒中）である．脳卒中の初期の段階では，およそ
30〜50％に嚥下障害による誤嚥がみられ，その後の治療やリハビリテー
ションにより大部分は回復するが，慢性期になっても5％くらいには，嚥下
障害による誤嚥が残る[10]．

▶ 3つの治療法のうち，現時点で経管栄養法は，筋萎縮性側索硬化症などのよ
うに患者本人が明確な意思のもとに設置を希望したとき以外は，医療サイ
ドから勧めることはほとんどなくなった．強制的な栄養法は倫理的にも，
非人道的な側面があり，患者の尊厳を著しく損なう手技であることが，患
者の家族を含めて広く浸透しつつあるので，嚥下障害の治療法の選択肢と
して取り上げること自体が不適当である．

▶ 嚥下訓練は主に言語療法士によって行われるが，嚥下訓練の効果について
は早期介入の重要性を示す報告がある[12]．

2004年4月から2007年3月までの3年間に，市立砺波総合病院において入院治療を受けた患者のうち，廃用による摂食嚥下障害が認められ，摂食嚥下訓練が行われた廃用症候群患者30名を対象として，摂食嚥下訓練の効果を調査し，その効果に影響する因子について分析した．摂食嚥下訓練として，筋力向上訓練と嚥下機能向上訓練を行った．訓練前は全例が絶食状態だったが，訓練により30名中23名（76.7％）が摂食可能となりおおむね良好な効果が得られた．摂食嚥下訓練の効果に影響し得る因子として，性別，年齢，発症・手術から訓練開始までの期間，訓練期間，認知症の有無，入院前の身体機能，退院時の身体機能，入院前と退院時の身体機能の変化，空嚥下（口に物がない状態で唾を飲み込むこと．嚥下障害のリハビリとして，咽頭の残留物を流し，誤嚥を防ぐために行われる．）の9項目について分析した．訓練効果に影響する因子は，空嚥下の程度（p=0.015）のみで，空嚥下のできなかった患者では半数以上が経口摂取不能であった．摂食嚥下機能障害を早期に評価して，特に空嚥下が起こらなくなる前の訓練介入が有効と思われた．

▶嚥下障害に対する外科的治療としては，筋萎縮性側索硬化症患者に限っては，喉頭全摘術を行って，空気と食べ物の通路を完全に別にすることは有用である．嚥下訓練でうまくいかないときの外科的治療法に関しては次のような見解がある[13]．

「摂食嚥下障害に対する治療や訓練の需要は加速度的に高まっている一方，いわゆる嚥下リハビリテーションで改善しない嚥下障害例も多く存在し，外科的対応を要するケースも少なくない．嚥下障害への対応における手術的アプローチは，嚥下改善手術と誤嚥防止手術に大別され，主に誤嚥を伴う咽頭期嚥下の障害に対して行われる．これらの手術治療は，嚥下障害の原因となる負の要因に対する代償作用により嚥下障害の改善効果をもたらしている場合が多く，リハビリテーション医学的にはむしろ代償的アプローチの一つともいえる．

漢方薬を使うことの利点

▶ 漢方薬が持っている特異的な性質の1つに, 機能が低下したときに患者に投与すると, 自力で機能を回復するような応答を引き出すことがある. 摂食・嚥下障害はまさに摂食の意思や嚥下機能が低下したことによって起こる障害であるから, 漢方治療は考慮されるべき治療法ではあるが, 摂食障害と嚥下障害は分けて考えるべきである.

▶ 誤嚥性肺炎の予防にも, 摂食障害の改善にも, 半夏厚朴湯が有用であったという岩崎の論文[14]は有名であるが, 著者が実際に使ってみた感触では, ほとんどの症例で半夏厚朴湯の効果は実感されなかった.

▶ 日本老年医学会の「高齢者の安全な薬物療法ガイドライン2015」においても, 岩崎の論文に対しては「半夏厚朴湯の良い適応となるのは咽頭の嚥下反射, 咳反射の低下が原因で生じるmicro-aspirationが主体の患者である」[15]と非常に限局的に述べられており, 半夏厚朴湯の摂食・嚥下障害への適応は早期の軽症の症例のみであり, 対象患者層は非常に狭いと考えられる.

▶ 結局, ある程度進行した嚥下障害に対しては, 効果が明確な漢方薬はないので, 嚥下訓練などのリハビリを中心としたチーム医療が最も効果的な方法である.

▶ 一方, 摂食障害に対する治療は主に患者の精神的な面に注目して, なぜ摂食する意欲が減退したのか, 患者からどのような応答を引き出せば摂食意欲が増進するのかを追求することが重要である.

摂食障害に対するサイエンス漢方処方

食べる意欲を取り戻したいときの第一選択

オウ ギ ケンチュウトウ
黄耆建中湯

▶ 種々の原因で体力が思い切り下がった場合に用いる. 体力を回復させるという効能があるので, 生きる気力が回復すれば, 自ずから食べる気持ちも回復してくる.

摂食障害がそれほど深刻ではないときの第一選択

人参養栄湯 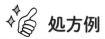 ⑩

▶終日寝込んでいるというよりは，やや神経症のようになり，気力も食欲も落ちているような場合に有効である．

👍 処方例

● 底辺まで気力・体力が落ちて摂食障害になっているときの第一選択

> **Rp.** 黄耆建中湯　1回1包　　　　　　　　1日3回　14日分

● 神経症の要因がある摂食障害の第一選択

> **Rp.** 人参養栄湯　1回1包　　　　　　　　1日3回　14日分

［文 献］

1) 才藤栄一：独立行政法人国立長寿医療研究センター 摂食嚥下障害に係る調査研究事業報告書 平成23年度老人保健事業推進費等補助金「摂食嚥下障害に係る調査研究事業」摂食・嚥下障害の臨床的重症度分類を用いた摂食・嚥下障害患者の分布，重症度調査：9-10, 2012.

2) Shanley C, et al：Dysphagia among nursing home residents：an assessment and management protocol. Journal of Gerontological Nursing. 26 (8)：35-48, 2000.

3) Park Y.H, et al：Prevalence and associated factors of dysphagia in nursing home residents. Geriatric Nursing. 34 (3)：212-217, 2013.

4) Teramoto S, et al：High incidence of aspiration pneumonia in community- and hospital-acquired pneumonia in hospitalized patients：a multicenter, prospective study in Japan. Journal Of The American Geriatrics Society. 56 (3)：577-579, 2008.

5) 服部史子　ほか：在宅および施設入居摂食・嚥下障害者の栄養摂取方法と嚥下機能の乖離. 日本摂食・嚥下リハビリテーション学会誌, 12 (2)：101-108, 2008.

6) 川西進一　ほか：介護職員の食事に関する不安. 京都市立病院紀要, 33 (1)：57-60, 2013.

7) 杉谷かずみ：介護老人福祉施設における介護職員の食事に対する不安感の検討. 日本看護学会論文集・老年看護, (36)：145-147, 2005.

8) 坂井志麻　ほか：摂食・嚥下障害チェックシートによる知識・実践力の評価―療養型病床群・老人保健施設の調査から―. 日本摂食・嚥下リハビリテーション学会雑誌, 14 (3)：430, 2010.

9) 清水みどり ほか：―特別養護老人ホームにおける重度の摂食・嚥下障害を有する入所者の安全で安楽な経口摂取に向けた看護職の役割行動―看護-介護連携に着目して―. 自治医科大学看護学ジャーナル第13巻：3-10, 2015.

10) 長寿科学振興財団HP「健康長寿ネット 高齢者の病気 摂食・嚥下障害」：〈https://www.tyojyu.or.jp/net/byouki/sesshokushougai/about.html〉

11) 野崎園子：薬剤と嚥下障害. 日本静脈経腸栄養学会雑誌 3 (2)：699-704：2016.

12) 山本真由美：廃用症候群患者の摂食嚥下障害に対する摂食嚥下訓練の効果とその効果に影響する因子. 音声言語医学, 49 (1)：7-13, 2008.

13) 梅崎俊郎：嚥下障害の外科的治療—病態評価と適応について—. 日本嚥下医学会. 嚥下医学, 3：127, 2014.

14) Iwasaki K, et al：A pilot study of banxia houpu tang, a traditional Chinese medicine, for reducing pneumonia risk in older adults with dementia. Journal of the American Geriatrics Society, 55 (12)：2035-2040, 2007.

15) 日本老年医学会　ほか編：高齢者の安全な薬物療法ガイドライン2015. メジカルレビュー社, 2015.

運動器障害

▶ 高齢者における整形外科疾患では，大きく分けると骨折および骨折後の障害と，筋肉系も含む変形性疾患が問題になる．

▶ 高齢者以外の年齢層に比べ，高齢者の骨折は人生そのものを大きく悪い方向に変えてしまうイベントである．

▶ 最も高齢者の健康寿命を縮める骨折が大腿骨頸部骨折である．たとえ手術が成功したとしても，長期間のリハビリテーションが必要となり，術前のADLに戻る可能性は非常に低い．独居であった高齢者が施設に入所しなければならなくなるなど，それまでの生活形態を変更せざるを得なくなることも多い．

▶ 高齢者が急に激しい腰背部痛を訴えたときは，たとえ転倒などのエピソードがなくても，腰椎あるいは胸椎の圧迫骨折を疑ってMRIを施行するべきである．自然に骨折部位が固まるまで待つと，約1ヵ月後にはADLが大幅に落ちて，鎮痛薬を頻回に服用する必要があることが多い．ADLの低下が長期に続くことにより，その後のADLは，一般的には骨折前には戻らない．そのため，適応があれば積極的に経皮的椎体形成術（BKP：Balloon Kyphoplasty）を考慮する．BKPは，脊椎圧迫骨折によってつぶれた椎体内部を，バルーン状の手術器具で膨らませて，そのスペースに医療用の骨セメント注入し，骨折前の形に近づけ，椎体を安定させ，痛みをやわらげる治療法である．BKPの特徴は，手術が短時間（約1時間以内）で終わり，早期に痛みが軽減し，ADLの向上が期待できることである．

▶ 高齢者が転倒して，顔面制動にはならずに，手は出たのであるが，出した手に体重がかかってしまい，橈骨遠位端骨折を来すことがある．多くは手術を必要とするが，しばらく手首が使えないことで拘縮を起こしやすく，リハビリテーションを行っても，骨折前の手関節の可動域が得られないこ

とが多い．利き手を骨折したときには，不自由な生活が長く続くことになる．

▶肩関節では，転倒して骨折はしなくても肩腱板断裂を来すことがある．40歳以上の男性（男62％，女38％）に多く起こり右肩に好発する[1]．発症年齢のピークは60代である．肩の運動障害・運動痛・夜間痛を訴えるが，夜間痛で眠れないことが受診の理由になることが多い．運動痛はあるが，多くの患者では肩の挙上は可能である．70％は保存療法（注射療法と運動療法）で軽快する[1]が，保存療法で治らないときには手術療法となる．関節鏡視下手術の方が低侵襲で，術後疼痛が少ないので普及しているが，大きな断裂では縫合が難しいので直視下手術を行う．術後約4週間の固定と2〜3ヵ月の機能訓練が必要である．痛みはなくなるが，肩関節の可動域が術前のレベルには戻らないことがある．

▶膝関節は転倒で膝蓋骨を骨折したり，側副靱帯を損傷したりすることもあるが，圧倒的に多いのは，膝関節軟骨がすり減って，変形性膝関節症になることである．軟骨がなくなって直接骨同士がぶつかるようになると，歩行のたびに激痛が走るので手術（関節鏡手術，高位脛骨骨切り術，人工膝関節置換術）が必要になる．

▶ほかに膝関節の損傷には半月板損傷がある．高齢者では加齢により傷つきやすくなっている半月板に微妙な外力が加わっただけで損傷する場合もある．リハビリテーションや抗炎症薬など保存的治療で改善する場合もあるが，改善しない場合には関節鏡手術（切除か縫合）を行う．

介護者にとっての問題点

▶被介護者のADLがときに著しく低下するために，介護者の仕事量は確実に増加する．術後は特に歩行時に被介護者のバランス感覚が，受傷前より格段に落ちている．そのため，移動の介助の際，介護者が被介護者を支えるために，より大きな力が必要になり，介護者の疲労度は増加する．

▶術後のADLが著しく低下することによる被介護者の精神的なダメージが，介護者に対する攻撃性となる場合がある．一方，抑うつ状態が強くなって動こうとしないことで介護者の仕事量が増える結果になることもある．いずれにしても介護者の負担は増大する．

被介護者にとっての問題点

▶ 被介護者にとっては，受傷したことで，受傷前に比べて著しくADLが低下し，受傷前は自分でできていたことが，術後はできなくなる．または，できたとしても時間がかかったり，正確にできなくなったりする．このことは，精神的に非常に大きな負い目あるいはダメージとなり，精神不安定になってイライラが昂じたり，逆に抑うつ状態になって生きる気力が減退したりすることも決して少なくない．

 漢方薬を使わない場合に現場では

▶ 手術適応の場合には，たとえ超高齢者であったとしても，麻酔適応や術後合併症の可能性を検討し，手術が可能であると判断されれば積極的に手術療法を選択することが望ましい．

▶ 手術適応外と判断された場合には，少しでも痛みをとることを主な目的として消炎鎮痛薬を中心とした薬物療法が行われる．

▶ 使用する薬剤は非ステロイド性抗炎症薬（NSAIDs）が第一選択薬になるが，痛みがそれほど強くない場合はアセトアミノフェンが選択されることもある．

▶ 高齢者への投与に関して，NSAIDsの代表的薬剤であるロキソプロフェンナトリウムの添付文書には「高齢者では，副作用があらわれやすいので，少量から開始するなど患者の状態を観察しながら慎重に投与すること」と記載されている．また，アセトアミノフェンの添付文書には「高齢者及び小児等には副作用の発現に特に注意し，必要最小限の使用にとどめるなど慎重に投与すること」「高齢者では，副作用があらわれやすいので，少量から投与を開始するなど患者の状態を観察しながら慎重に投与すること」と記載されている．いずれにしても，NSAIDsやアセトアミノフェンを使って鎮痛を得ようとしても，副作用なしで十分な投与量を処方することが往々にして困難になる．さらに，対象疾患が慢性疾患であることが多いので，投与期間が長期になってしまうが，特にNSAIDsでは，長期投与により内因性プロスタサイクリンが抑制され，脳梗塞や心筋梗塞などを発症しやすくなるとの臨床疫学研究がある[2]．

- ▶COX-2阻害薬と従来からのNSAIDsを比較した138のランダム比較試験のメタ解析では，COX-2阻害薬が心筋梗塞で1.86と高い心血管リスクを示した[3]（全体のハザード比1.42，ジクロフェナク1.63，イブプロフェン1.51）．
- ▶プレガバリンの添付文書には「高齢者では腎機能が低下していることが多いため，クレアチニンクリアランス値を参考に投与量，投与間隔を調節するなど，慎重に投与すること．また，高齢者ではめまい，傾眠，意識消失等により転倒し骨折等を起こした例があるため，十分に注意すること」との記載があり，トラマドール塩酸塩の添付文書には「高齢者：患者の状態を観察しながら慎重に投与すること．生理機能が低下していることが多く，代謝・排泄が遅延し副作用があらわれやすい」との記載がある．
- ▶最近の若手医師の傾向として，アセトアミノフェンやNSAIDsが期待よりも効かないときに，安易にプレガバリンやトラマドール塩酸塩に変更したり，最初からこれらを処方したりすることが多く，その強い副作用が懸念される場面に遭遇する．高齢者に対するプレガバリンやトラマドール塩酸塩の投与は，アセトアミノフェンやNSAIDsの投与よりも，一層の慎重さが求められる．

漢方薬を使うことの利点

- ▶骨折の術後でも，椎骨の圧迫骨折でも，変形性疾患でも，根底にある基本的病態は，局所の炎症と微小循環障害と浮腫であろう．新薬の抗炎症薬は糖質コルチコイドとNSAIDsしかなく，これらだけで運動器障害の症状をコントロールすることは難しい．微小循環障害については，新薬では介入する手段がなく，局所の浮腫を利尿薬で治療することもできない．
- ▶漢方薬の基本的作用の1つに抗炎症作用があり，炎症の部位・程度・病悩期間によって特異的な方剤選択を行い，患者から強力な抗炎症作用という応答を引き出す．
- ▶微小循環障害は，骨折を含む外傷や手術の後には必ず生じる病態であり，骨挫傷の有無によって方剤を使い分ける．
- ▶浮腫については，新薬が部位特異性を持っていないのに対し，漢方薬には部位特異性があるので，腫脹を取りたい部位によって，細かく方剤を使い分ける．

運動器障害に対するサイエンス漢方処方

骨折・骨挫傷・骨折術後の局所の抗炎症・微小循環改善のための第一選択

治打撲一方 _{チ ダ ボクイッポウ} ⑧⑨

▶強い外力による打撲の結果骨挫傷を来した場合，あるいは手術適応がなくてギプスなどによる固定を行った骨折，骨折に対して観血的治療を行った場合など，いずれも骨に強い炎症と重度の微小循環障害が生じる．治打撲一方により強い抗炎症作用と微小循環障害改善作用を引き出す必要がある．

部位にかかわらず打撲したときの第一選択

通導散 _{ツウドウサン} ⑩⑤

▶打撲によって起こる腫脹，発赤，皮下出血，炎症，疼痛などの病態は基本的に打撲部位の微小循環障害である．通導散が最も効率よくこれらの病態を収束させることができる．

▶若干の下剤作用があるため，もともと便秘がない人では，おおよそ2日間の服用を過ぎると便が緩くなったり便意を頻回に催したりことがあるので，初回処方日数は2日分とする．2日以内に上記症状が出現したらその時点で休薬とする．

▶通導散を中止したあとは，桂枝茯苓丸を服用するとよい．

桂枝茯苓丸 _{ケイ シ ブクリョウガン} ㉕ TY34

▶打撲によって起こる腫脹，発赤，皮下出血，炎症，疼痛などの病態に対して，通導散には劣るものの，服用回数を増やせば，それなりの効果を引き出すことができる．

▶打撲の程度がそれほどでもないときには，初回処方として桂枝茯苓丸を選択しても構わない．

頸椎の変形性疾患により発症した上肢の神経痛やしびれに対する第一選択

桂枝加朮附湯 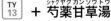18

▶ 頸部脊柱管狭窄症, 頸椎椎間板ヘルニア, 後縦靱帯骨化症などで, 頸椎から伸びる神経が根部で圧迫され, しかも症状が重篤ではなく保存的治療になった場合, NSAIDsやメコバラミンではほとんど症状が取れない.

▶ このような愁訴には, 桂枝加朮附湯（症状が強ければブシ末を追加処方）が第一選択になる. 首の筋肉の張りもある場合には, 葛根湯を追加処方する.

肩関節周囲炎, 五十肩, 肩関節リハビリ中に対する第一選択

二朮湯 88

▶ 二朮湯は肩関節およびその周囲の炎症に対する抗炎症作用に特化した漢方薬である. ある程度以上の強さの症状があれば, ブシ末を追加した方が, 有効率の上がることが多い.

▶ 特に肩関節のリハビリ中に服用すると, 肩関節可動域の改善速度が上がる.

急性の腰背部痛に対する第一選択

葛根湯 1 TY13 ＋ 芍薬甘草湯 68 TY59 ＋ 疎経活血湯 53

▶ 葛根湯は肩こりの薬だと思われているが, 肩から背部を越えて腰部まで筋肉は繋がっており, これらの筋のこわばりを取るために, 広く適用されている.

▶ こわばりの症状が強いときには, こむらがえりを5〜6分で治してしまうほど強力な筋収縮に対する効果を持つ芍薬甘草湯を追加するとより効果的である.

▶ それでもまだ辛い症状が残っている場合には, 疎経活血湯を追加すると有効な場合がある.

慢性の腰背部痛に対する第一選択

牛車腎気丸 ᴳ ˢʰᵃʲⁱⁿ ᴷⁱ ᴳᵃⁿ (107) + 疎経活血湯 ˢᵒ ᴷᵉⁱᴷᵃˀᴷᵉᵗᵘ (53)

▶ 牛車腎気丸は主に高齢者の下半身の衰えを目標として使われる方剤であり腰背部痛にも有効である．さらに腰部脊柱管狭窄症には単独あるいはブシ末を併用して用いる．

▶ 疎経活血湯は腰背部が重くてだるいというような，あまりはっきりしない症状に対して，腰のまわりの血行不良をイメージして投与される．

▶ 両者を併用することで高齢者の慢性の腰背部痛に有用な組み合わせとなる．

下肢のしびれに対する第一選択

牛車腎気丸 ᴳ ˢʰᵃʲⁱⁿ ᴷⁱ ᴳᵃⁿ (107)

▶ 神経の圧迫によらないしびれは，高齢者によくみられ，病態としては末梢神経炎と微小循環障害を来していると考えられる．

▶ 一般的にはメコバラミンが処方されることが多いが，ほとんどの症例では明らかな効果は認められない．

▶ 作用機序としては，κ-オピオイド受容体刺激で神経痛としびれが軽減し，一酸化窒素産生増加で微小循環障害が改善される．

▶ しびれや冷えが強い場合にはブシ末を加えるとよい．

変形性膝関節症で膝蓋骨が見えなくなって膝が丸くなり大きくなる症例に対する第一選択

防已黄耆湯 ᴮᵒᵘ ᴵ ᴼᵘ ᴳⁱ ᵀᵒᵘ (20)

▶ 従来から言われている対象症例の三大症候は，色白，水太り，カエル腹である．何となく患者が頭に浮かびやすい的確な使用目標である．

▶ 投与にあたっては必ずブシ末を加えることが重要である．防已黄耆湯単独では半分くらいの有効率であるが，ブシ末を加えると8割以上になる[4]．

▶ レスポンダーには，投与後尿量が増加する例が多くみられる．典型的な有効例では，2週間を過ぎた頃から膝が小さくなり始め，膝に細かい皺

が見えてきて，最終的には膝蓋骨がはっきりとわかるようになり，著効例では正座ができるようになる．

膝の内側側副靭帯炎によって膝痛を来す症例に対する第一選択

越婢加朮湯 (28)
<small>エッ ビ カ ジュツトウ</small>

▶ 膝の痛みの原因としては，変形性膝関節症によるものよりも，内側側副靭帯の炎症に起因するものの方が頻度は多い．

▶ 急性靭帯炎の第一選択は越婢加朮湯であり，効果が不十分なら麻杏薏甘湯を追加するとよい．
<small>マ キョウヨクカン トウ</small>

▶ 局所の熱感が強く，蜂窩織炎の様相を呈する場合には，越婢加朮湯に加えて，ミノサイクリンの点滴静注とプレドニゾロンの大量内服を用いると速効性が得られる．

下腿に限局した浮腫に対する第一選択

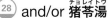 **越婢加朮湯** (28) and/or **猪苓湯** (40) [TY 80]
<small>エッ ビ カ ジュツトウ</small>　　　　　　　　　　　<small>チョレイトウ</small>

▶ 特に高齢者になると，長時間座位をとることが多くなり，それに連れて，下腿に限局した浮腫が出現し，多量の水が溜まると，下腿に重りをつけているのと同じような状態になるので，歩行に支障が出たり，転倒のリスクが増す．

▶ フロセミドなどのループ利尿薬で治療されることが多いが，下腿の浮腫が取れるくらいの利尿をつけると，下腿以外の部位の脱水や低カリウム血症などの電解質バランスの崩れが起こり，患者にとっては決して心地よいものではない．

▶ ほとんどの症例にはまず越婢加朮湯を投与する．多くは2週間くらいでレスポンダーかどうかがわかる．

▶ 色白でぽちゃぽちゃした感じの女性には猪苓湯を第一選択とする．効果が不十分なら，途中から越婢加朮湯を追加処方してもいい．

👍 処方例

● 骨折・骨挫傷に対する第一選択

> Rp. 治打撲一方　1回1包　　　　　　　　　　　　1日3回　7日分

● 打撲に対する第一選択

> 便秘があれば
>
> Rp. 通導散　1回1包　　　　　　　　　　　　　1日3回　5日分
>
> > 便秘がなければ
> >
> > Rp. 通導散　1回1包　　　　　　　　　　　1日3回　2日分
> > 続けて
> > Rp. 桂枝茯苓丸　1回1包　　　　　　　　　1日4回　5日分

● 上肢の神経痛・しびれに対する第一選択

> Rp. 桂枝加朮附湯　1回1包　　　　　　　　　　　1日3回　14日分

● 肩関節周囲炎・五十肩・肩関節リハビリ中に対する第一選択

> Rp. 二朮湯　1回1包　　　　　　　　　　　　　　1日3回　14日分
> 必要に応じて
> Rp. ブシ末　1回0.67 g　　　　　　　　　　　　　1日3回　14日分

● 急性の腰背部痛に対する第一選択

> Rp. 葛根湯　1回1包　　　　　　　　　　　　　　1日3回　4日分
> 効果不十分なときに
> Rp. 芍薬甘草湯　1回1包　　　　　　　　　　　　1日3回　4日分
> 効果不十分なときに追加
> Rp. 疎経活血湯　1回1包　　　　　　　　　　　　1日3回　4日分

（つづく）

● **慢性の腰背部痛に対する第一選択**

> Rp. **牛車腎気丸** 1回1包　　　　　　　　1日3回　14日分
>
> └● 効果不十分なときに追加
>
>　　Rp. **疎経活血湯** 1回1包　　　　　　1日3回　14日分

● **下肢のしびれに対する第一選択**

> Rp. **牛車腎気丸** 1回1包　　　　　　　　1日3回　14日分
>
> 必要に応じて
>
> Rp. **ブシ末** 1回0.67g　　　　　　　　1日3回　14日分

● **変形性膝関節炎で膝蓋骨が見えないときの第一選択**

> Rp. **防已黄耆湯** 1回1包　　　　　　　　1日3回　14日分
>
> 必ず併用する
>
> Rp. **ブシ末** 1回0.67g　　　　　　　　1日3回　14日分

● **膝の内側側副靭帯炎に対する第一選択**

> Rp. **越婢加朮湯** 1回1包　　　　　　　　1日3回　7日分

● **下腿に限局した浮腫に対する第一選択**

> Rp. **越婢加朮湯** 1回1包　　　　　　　　1日3回　14日分
>
> └● 色白ぽっちゃり体型なら
>
>　　Rp. **猪苓湯** 1回1包　　　　　　　　1日3回　14日分

［文献］

1) 日本整形外科学会HP：病状・病気を調べる 肩周辺の症状 肩腱板断裂〈https://www.joa.or.jp/public/sick/condition/rotator_cuff_tear.html〉
2) Pawlosky N：Cardiovascular risk：Are all NSAIDs alike? Can Pharm J, 146（2）：80-83, 2013.
3) Morten Schmidt, et al：Cardiovascular safety of non-aspirin non-steroidal anti-inflammatory drugs：review and position paper by the working group for Cardiovascular Pharmacotherapy of the European Society of Cardiology. Eur. Heart J. 37（13）：1015-1023, 2016.
4) 西澤芳男ほか：両膝変形性膝関節症に対する消炎鎮痛剤と漢方薬の鎮痛効果, 運動持続能力と生活の質の向上に対する比較. 痛みと漢方, 8：17-32, 1998.

6 排尿障害

▶ 排尿の問題は，元気な高齢者にとってはQOLを著しく障害する大きな問題であり，また虚弱高齢者にとっては『なんら評価を受けることもなく，ただオムツをあてられている』といったように人間の尊厳を著しく傷つける問題である．高齢者に残されたADL・認知機能に見合った対処を考えることが重要である．

▶ 膀胱の収縮力が弱い，あるいは前立腺肥大症など尿の出口に閉塞があると排尿障害が起こり，膀胱が尿を溜める間に膀胱が不随意に収縮したり，尿道閉鎖圧が低下したりすると頻尿や尿失禁などの蓄尿障害が生じる．過活動膀胱は，膀胱の不随意収縮により「我慢ができない突然に生じる尿意・尿意切迫感を中心に，頻尿や切迫性尿失禁を伴うこともある」症候群である．わが国では810万人程度の患者があり，高齢になるほどその比率は増加し，QOL障害も強くなる[1]．

介護者にとっての問題点

▶ トイレへの誘導・排尿行為などに介助や見守りが必要な場合には，頻尿になることで介護負担が増大する．

▶ これに尿失禁が加わると，着替え，洗濯などでさらに介護負担が増加する．

▶ 排尿障害は単に排尿行為がうまくできなくなるという物理的障害だけでなく，尿失禁などで衣服を汚してしまったり，尿パットをあてたり，オムツを使ったりという状況は，人間としての誇りを傷つけられることになり，精神面にも悪影響を与えることを介護者はしっかり認識する必要がある．

被介護者にとっての問題点

▶ 排尿行為は，食事，睡眠，排便と並び，人間としての基本的生理機能の1つ
であるから，排尿がうまくできないということは，人間としての尊厳が脅
かされているという心境になる．

▶ そのため，精神的に抑うつ状態になったり，逆に自暴自棄に陥り介護者に
当たり散らしたりすることにもなる．

 ## 漢方薬を使わない場合に現場では

▶ 排尿障害に関しては，男性の場合は大部分が前立腺がんや前立腺肥大によ
るものである．

▶ 前立腺がんについては標準治療を行う．前立腺がんの主な治療法は，監視
療法，手術，放射線治療，ホルモン療法，化学療法であり，複数の治療法
が選択可能な場合がある．PSA値，腫瘍の悪性度，リスク分類，年齢，期
待余命，患者の考え方などをもとに治療法を選択する．監視療法，組織内
照射療法は，低リスク群に選択される．手術や放射線治療は低リスク・中
間リスク・高リスク群のいずれでも選択可能である．高リスク群に対して
放射線治療を実施する場合には長期間のホルモン泌療法を併用することが
推奨されている．近くの臓器に浸潤したがんには，放射線治療，ホルモン
泌療法などを行うが，手術を行うこともある．転移があるがんにはホルモ
ン療法や化学療法などを行う．

▶ 前立腺肥大症には，薬物治療，手術治療，保存治療がある．

▶ 薬物治療としては，前立腺平滑筋を弛緩し尿道の圧迫を解除する薬剤と，
前立腺を小さくする薬剤がある．前立腺の肥大には男性ホルモンが関与し
ているが，男性ホルモンの前立腺に対する作用を抑えることにより，前立
腺は縮小する．

▶ 手術治療には，経尿道的前立腺切除術，ホルミウムレーザー前立腺核出術，
光選択的レーザー前立腺蒸散術，経尿道的マイクロ波高温度治療術などが
ある．

▶ 保存治療には，生活指導，経過観察などがある．水分制限，刺激性飲食物制限，

便通調節，適度な運動，長時間の座位や下半身の冷えを避けるなどの生活上の注意は，前立腺肥大症の症状緩和に役立つ．

▶蓄尿障害に対する薬物療法では，前立腺肥大症を合併しているかどうかで第一選択薬が異なる．前立腺肥大症を合併していない，成人女性，若年男性に多い突発性，および麻痺が軽度な神経因性の場合は抗コリン薬が第一選択となる．一方，前立腺肥大症を合併している場合は α_1 遮断薬が第一選択となる．抗コリン薬は排尿時の膀胱収縮を抑制するため，尿路が閉塞あるいは狭窄している患者に投与されると尿閉を引き起こすことがある．トルテロジンは膀胱選択性が高く，ソリフェナシンはムスカリン受容体のサブタイプへの親和性が $M_3 > M_1 > M_2$ である。

 ## 漢方薬を使うことの利点

▶漢方薬は患者がもともと持っている膀胱などの泌尿器の機能を回復させるようにはたらくので，抗コリン薬が効きにくい症例や高齢者の夜間頻尿さらには尿失禁によい適応がある．また，抗不安薬ではなかなかうまくいかない膀胱神経症にも奏効することがある．

 ## 排尿障害に対するサイエンス漢方処方

高齢者の夜間頻尿，男性の尿失禁に対する第一選択

牛車腎気丸
（ゴ シャジン キ ガン）

▶抗コリン薬が無効あるいは使えない前立腺肥大症のある症例に使用すると，2〜3ヵ月後に効果が現れ，少なくとも1〜2回は夜間の排尿回数が減り，ときには夜間頻尿がまったくなくなることもある．

膀胱神経症，女性の尿失禁に対する第一選択

清心蓮子飲 ⑪⑪
（セイシンレン シ イン）

▶典型例では，残尿感，頻尿，排尿痛のようないかにも膀胱炎のような症

状はあるが，尿検査ではまったく膀胱炎の徴候がない，いわゆる無菌性膀胱炎とでもいうような病態になる．全身倦怠感があり，口や舌が乾く，冷えがある，食欲がないなどの身体の不調がある症例は，よりレスポンダーになりやすい．

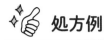

処方例

● **高齢者の夜間頻尿・男性の尿失禁に対する第一選択**

> Rp. **牛車腎気丸 1回1包**　　　　　　　　　1日3回　14日分

● **膀胱神経症，女性の尿失禁に対する第一選択**

> Rp. **清心蓮子飲 1回1包**　　　　　　　　　1日3回　14日分

［文 献］

1）岡村菊夫　ほか：高齢者の排尿管理．日職災医誌，56：85-90, 2008.

認知症

▶ 厚生労働省の文書によると，65歳以上の認知症高齢者数と有病率の将来推計についてみると，2012年は認知症高齢者数が462万人と，65歳以上の高齢者の約7人に1人（有病率15.0％）であったが，2025年には約5人に1人になるとの推計もある[1]．

▶ 認知症の予防を考えるうえで重要なのは，認知症のリスク管理である．これまでの研究で，認知症のリスクとして，年齢，頭部外傷，うつ病，生活習慣病，難聴，視力低下，ライフスタイル，社会的・経済的要因，遺伝的要因などが考えられている．特に生活習慣病については，高血圧症，糖尿病，肥満などが強いリスク要因として挙げられている．逆に言えば，生活習慣病などの治療・管理こそが，最大，最善の認知症予防と考えることもできる．すなわち認知症診療において，中高年の生活習慣病の治療が認知症予防の出発点となる[2]．

▶ 認知症の診断には，同じ会話のなかで同じ内容の話しを繰り返すといった記憶障害，物の名前よりも「あれ」「それ」などの一般的な代名詞が多くなり，友人などの名前 が思い出しにくくなるといった言語の障害，複数の刺激（テレビ，ラジオ，会話）のある環境で気が散る，2つの仕事を同時にできないといった複雑性注意の障害などの認知障害を捉え，それらによって日常生活に支障を来していることを確認する必要がある．

▶ 四大認知症（アルツハイマー型認知症，脳血管性認知症，レビー小体型認知症，前頭側頭型認知症）の特徴は以下の通りである．

　▶ **アルツハイマー型認知症**：女性に多く，発症は緩やかで，スロープを降りるように進展し，全経過は10年（2〜20年）くらいである．記憶障害が初めから出現するが，身体症状は重度になるまで出現しない．

　▶ **脳血管性認知症**：男性に多く，発症は比較的急で，多くは発作のたびに

階段状に進行し，全経過は7年くらいである．記憶障害は比較的軽度で，
身体症状は精神症状に先行して出現するか，または並行して悪化する．

▶ **レビー小体型認知症**：60歳以降の男性に多く，発症は緩やかで，進行性
かつ動揺性に進展し，全経過は7年くらいである．記憶障害は初期では
アルツハイマー型認知症より軽度で，パーキンソン症候，転倒，自律神
経症状などの身体症状を呈する．

▶ **前頭側頭型認知症**：初老期に多く，発症や緩やかで，一般的に臨床経過
は速く，記憶障害はアルツハイマー型認知症より軽度である．身体症状
としては失禁が早期に出現する．

 ## 介護者にとっての問題点

▶ 認知症の家族の面倒を家族が介護者となり行うときには，被介護者が認知
症になる前のことを覚えているので，心情として「情けない」気持ちが前面
に出てしまう．そうするとついやってしまうことが「叱る」ことと「教える」
ことである．この「叱る」「教える」が成立するための大前提は，短期記憶が
しっかりしていることである．しかし，認知症の被介護者は短期記憶が完
璧に障害されているので，叱っても叱られたことを覚えていないし，教え
ても教えられたことを覚えていられない．両方ともまったく意味がないの
であるが，被介護者にとっては，叱られたということだけはわかるので腹
が立つし，子どもに躾けるようなことを教えられたら「そんなことは知っと
る！」とこれまた腹が立つのである．つまり怒りがどんどん蓄積するだけ
で，それが限界に達すると問題行動として現れ，介護者を悩ませることに
なる．

▶ 施設の職員にとっては，被介護者の生活史はわからないにしても，やはり
「たしなめる」「教える」はついついやってしまうので，結局は被介護者の心
に怒りを溜め込むことになってしまう．

 ## 被介護者にとっての問題点

▶ 認知症が重度になってしまってからの精神状態は，本人がきちんと表現で

きないので推し量ることは難しい．しかし，認知症の初期段階では，脳が壊れ始めていることは本人が十分認識できるので，非常に強い不安を感じ，精神的に不安定になる．しかし，その気持ちをしっかり伝えることができないので，単なる精神不安で片付けられてしまうことが多いし，精神安定剤を投与されると全体として活力が低下するので，ますます認知症が進行しやすくなる場合もある．

漢方薬を使わない場合に現場では

- 認知症の中核症状を治療する薬剤はない．治療の対象は行動心理症状（BPSD：Behavioral and Psychological Symptoms of Dementia）となる．
- アルツハイマー型認知症には，非定型抗精神病薬リスペリドン（リスパダール®）を使う．リスペリドンは，統合失調症では6 mgくらいを使うが，最小量の1 mgのさらに半分の0.5 mgとか非常に少量から開始して，決して2 mg以上は使わず，副作用に注意しながら，症状が軽減したら漸減・中止していく．
- リスペリドン以外では，オランザピン（ジプレキサ®），クエチアピン（セロクエル®），ペロスピロン（ルーラン®），アリピプラゾール（エビリファイ®）などがある．リスペリドンは比較的鎮静効果は強いが，過鎮静になってしまうこともあるのに対して，クエチアピンは錐体外路症状が出にくく，鎮静効果もあまり強くないので使いやすい．
- レビー小体型認知症のBPSDに一番特徴的なのは幻視で，これに対する第一選択薬はコリンエステラーゼ阻害薬，従来からあるドネペジル（アリセプト®），あるいはリバスチグミン（イクセロン®パッチ）かガランタミン（レミニール®）となる．これらで効果が不十分な場合には，先ほどの非定型抗精神病薬，特にクエチアピンが有効とされている．
- 前頭側頭型認知症の前頭葉症状，例えば常同行動とか，強迫行動，食行動異常などはセロトニンの低下が影響している可能性が高いので，SSRI（選択的セロトニン再取り込み阻害薬），例えばフルボキサミン（デプロメール®）の高用量とか，セルトラリン（ジェイゾロフト®）やパロキセチン（パキシル®）などが効果的と言われている[3]．

漢方薬を使うことの利点

▶ 漢方薬はシステムを正常化する応答を患者から引き出す薬剤なので，認知症の種類に関係なく，現在起こっている行動心理症状を収束させる方向にはたらく．

▶ 向精神薬が必然的に持っている傾眠，めまい，振戦，易刺激性などの転倒を誘発するような副作用がないのでADLが低下しない．

 ## 認知症に対するサイエンス漢方処方

易怒性を伴う認知症に対する第一選択

抑肝散 ヨクカンサン （54）

▶ 広義の怒りによって，α交感神経が継続して緊張状態となり，その結果，認知症では問題行動が起き，慢性疼痛を惹起して，それが遷延することもある．抑肝散は，怒りを鎮める応答を引き出すことで問題行動を改善する．

▶ 現在は認知症の周辺症状に使用することはほぼルーチンになっているが，術後やICUでのせん妄，慢性腰痛，神経障害性疼痛，心因性疼痛の分野における精神神経症状に対する有効例の報告もある．

▶ レスポンダーかどうかは約2週間の服用でわかる．

不安の強い認知症に対する第一選択

抑肝散加陳皮半夏 ヨクカンサン カ チン ビ ハン ゲ （83）

▶ 抑肝散加陳皮半夏が適用される患者は，抑肝散とは異なり，患者の怒りが表に出ず，隠蔽された怒りにより不安感が強くなる場合に用いる．抑肝散加陳皮半夏は，怒りと不安感を和らげる応答を引き出す．

▶ 神経障害性疼痛としての筋骨格系の疼痛が緩和されることがある．

▶ もし，抑うつが強いときには，香蘇散を併用するとよい．

▶ レスポンダーかどうかは，2週間の服用でわかることが多い．

✨👍 処方例

● **易怒性を伴う認知症に対する第一選択**

> Rp. 抑肝散　1回1包　　　　　　　　　　1日3回　14日分

● **不安の強い認知症に対する第一選択**

> Rp. 抑肝散加陳皮半夏　1回1包　　　　　　1日3回　14日分

［文献］

1）厚生労働省：平成28年版高齢社会白書（概要版）〈https://www8.cao.go.jp/kourei/whitepaper/w-2017/html/gaiyou/s1_2_3.html〉

2）日本医師会編：かかりつけ医のための認知症マニュアル．社会保険研究所, 2015.

3）かかりつけ医のためのBPSDに対応する向精神薬使用ガイドライン（第2版）：平成27年度厚生労働科学研究費補助金（厚生労働科学特別研究事業）認知症に対するかかりつけ医の向精神薬使用の適正化に関する調査研究班作成

8 睡眠障害

▶ 年齢とともに睡眠は変化する．第一の変化は，高齢者では若い頃にくらべて早寝早起きになる．これは体内時計の加齢変化によるもので，睡眠だけではなく，血圧・体温・ホルモン分泌など睡眠を支える多くの生体機能リズムが前倒しになる．したがって高齢者の早朝覚醒それ自体は病気ではない．眠気が出たら床につき，朝方に目が覚めて二度寝ができないようであれば床から出て朝の時間を有意義に使う．第二の変化は，睡眠が浅くなることである．睡眠脳波を調べると，深いノンレム睡眠が減って浅いレム睡眠が増える．そのため尿意やちょっとした物音などでも何度も目が覚めてしまうことになる．

▶ 早寝早起きはいいが，眠くないのに「やることがないから寝床に入る」ことはやめた方がいい．22:00過ぎなければ寝床に入ってはいけない．

▶ 高齢者では退職・死別・独居などの心理的なストレスに加えて，不活発でメリハリのない日常生活，こころやからだの病気，治療薬の副作用などによって，不眠症をはじめとするさまざまな睡眠障害にかかりやすくなる．狭心症や心筋梗塞による夜間の胸苦しさ，前立腺肥大による頻尿，皮膚瘙痒症によるかゆみ，関節リウマチによる痛みなどによる不眠など．またそれらの治療薬によっても不眠・日中の眠気・夜間の異常行動などの睡眠障害が生じる．

▶ 高齢者ではうつ病・認知症・アルコール依存症なども多く，これらの精神疾患によっても睡眠障害が生じる．さらに若い頃には影響がなかった生活習慣（運動不足・夜勤など）や嗜好品（カフェインの入った飲み物やアルコール類）でも睡眠障害が生じることがある．

▶ 高齢者がかかりやすい睡眠障害は，睡眠時無呼吸症候群・レストレスレッグス症候群・周期性四肢運動障害・レム睡眠行動障害などで，これらの特

殊な睡眠障害にはそれぞれ独自の治療法があり，通常の睡眠薬では治らない．専門家による治療が必要となる[1]．

> アルツハイマー病などの認知症の人では，さらに睡眠が浅く，さまざまな睡眠問題がみられるようになる．重度の認知症の人ではわずか1時間程度の短時間でさえ連続して眠ることができなくなると言われている．認知症の人では夜間の不眠とともに昼寝（午睡）が増え，昼夜逆転の不規則な睡眠・覚醒リズムに陥るようになる．またしっかりと目が覚めきれず「せん妄」と言われるもうろう状態がしばしば出現する．このような時には不安感から興奮しやすく時に攻撃的になるため，介護の負担が増す．認知症の方の一部では，夕方から就床の時間帯に徘徊・焦燥・興奮・奇声などの異常行動が目立つ日没症候群という現象がみられ，これも睡眠・覚醒リズムの異常が関係していると考えられている．

介護者にとっての問題点

▶ 被介護者が，おおよそ決まった時刻に入眠して，ある程度の時間眠らない場合，特に夜間頻尿がありトイレ介助が必要な被介護者では，介護者の睡眠が十分取れず，介護者の健康状態が一気に悪くなる．

▶ 睡眠導入剤で寝かせた場合には，往々にして薬効成分が朝になっても残り，被介護者がふらついて転倒・骨折という事態を招くこともある．

被介護者にとっての問題点

▶ 介護者に負担をかけないように早く寝ようとしても，睡眠自体が浅くなっているし，長時間眠ることもできなくなっているので，夜中に覚醒してしまい，かえって介護者に迷惑をかけることになりかねない．

▶ 眠られないのに，寝床から出るわけにもいかず，大きな目を開けて暗がりでじっと天井を見ているのは，非常に辛い状況である．これが原因でせん妄を起こすこともある．

61

漢方薬を使わない場合に現場では

▶ 高齢者の睡眠衛生指導（**表1**）[2]と認知症患者のための睡眠指示導（**表2**）[1]を示す．両者は若干異なる．

▶ 米国食品薬品局（FDA）が推奨する高齢者の不眠症に対する薬剤は以下の通

---

❶ ベッド上で多くの時間を過ごさない

❷ 就床・起床時刻を一定に保つ

❸ 寝付けなければ一度離床する

❹ 昼寝は午後の早い時間帯に30分まで

❺ 定期的に運動する

❻ 日中，特に午後の遅い時間帯はなるべく戸外で過ごす

❼ 1日の光曝露量を増やす

❽ 午後以降はカフェイン，タバコ，アルコールの摂取を控える

❾ 夕方以降は水分摂取を制限する

表1 高齢者の睡眠衛生指導

（文献2より引用）

---

❶ 就寝環境を整える（室温・照度）

❷ 午前中に日光を浴びる

❸ 入床・覚醒時刻を規則正しく整える

❹ 食事時刻を規則正しく整える

❺ 昼寝を避け，日中にベッドを使用しない

❻ 決まった時刻に身体運動する（入床前の4時間以降は避ける）

❼ 夕刻以降に過剰の水分を摂取しない

❽ アルコール・カフェイン・ニコチンの摂取を避ける

❾ 痛みに十分対処する（気づかれていないことも多い）

❿ 認知症治療薬（コリンエステラーゼ阻害薬）の午後以降の服薬を避ける

表2 認知症のための睡眠指導

（文献1より引用）

りである．ベンゾジアゼピン系では，トリアゾラム（ハルシオン®）0.125 mg とエスタゾラム（ユーロジン®）0.5〜1 mg，ノンベンゾジアゼピン系では，ゾルピデム（マイスリー®）5 mg とエスゾピクロン（ルネスタ®）1〜2 mg，メラトニン受容体作動薬ではラメルテオン（ロゼレム®）8 mg であり，通常の使用量より少なくなっている．

漢方薬を使うことの利点

▶ 漢方薬はそれ自体が睡眠導入剤のような効き方をするのではなく，患者自身に乱れた睡眠リズムを取り戻させるようにはたらくことで，より自然な眠りを回復させる．

不眠症に対するサイエンス漢方処方

睡眠のリズムを回復させる第一選択

酸棗仁湯（サンソウニントウ）

▶ 夜になると眠気がやって来るという正常のリズムが崩れて，身体は疲れているのに，夜になっても眠気がやって来ないときに最適である．22：00〜23：00頃に眠りの波がやって来るようになる．

▶ そもそも入眠というものは，自分の意思では何ともならないものであり，波のように向こうからやって来るのを待っていて，そしてやって来たらすかさず乗っかるしかないのである．

▶ 高齢者の途中覚醒や熟睡感の欠如にも効果がある．

▶ 睡眠導入剤の服用をやめたいと思っている人にも有効なことがある．

神経が昂っているために眠られない人の第一選択

柴胡加竜骨牡蛎湯（サイコカリュウコツボレイトウ） ⑫

▶ 不眠の原因が異常な緊張感のときに適用される．例えば，環境が変化したり，介護者が変わり，被介護者にとって不安が高まるようなときである．

▶このような場合に，動悸や強い不安感とか，血圧が上がっているようなのぼせ感を感じることがあるが，これらも使用目標になる．

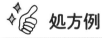 **処方例**

● **睡眠リズム不整に対する第一選択**

> **Rp.** 酸棗仁湯　1回1包　　　　　　　　　　1日3回　14日分

● **神経興奮による不眠に対する第一選択**

> **Rp.** 柴胡加竜骨牡蛎湯　1回1包　　　　　　1日3回　14日分

［文 献］
　1）厚生労働省 生活習慣病予防のための情報サイト「e-ヘルスネット 休養・こころの健康 高齢者の睡眠」：かかりつけ医のための認知症マニュアル〈https://www.e-healthnet.mhlw.go.jp/information/heart/k-02-004.html〉
　2）小曽根基裕　ほか：高齢者の不眠．日老医誌, 49. 267-275, 2012.

第**3**章

介護者を支える漢方治療

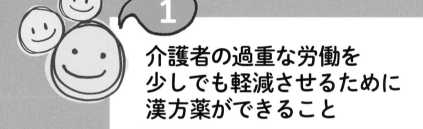

1 介護者の過重な労働を少しでも軽減させるために漢方薬ができること

▶自宅での介護者，施設の職員，訪問看護師，訪問介護士の過重な労働を少しでも軽減させるために漢方薬ができることをまとめてみた．

排便障害（便秘）

▶被介護者の便秘に対して下剤を処方するのは医師の業務であるが，便が出にくくて辛い訴えを，日常的に直接聞くのは介護者である．普通は便が出なくて，お腹が痛いとか，お腹が張るというような訴えが多いが，中には便が出そうで出ない場合（しぶり腹と表現）には，終日しぶり腹に関する訴えを延々と聞かされることになる．

▶下剤系の漢方薬は，単に便秘という症状を目標に方剤を選択するのではなく，便秘を来す病態を細かく追求して選択する．一般的には的確な方剤が選択されれば，2，3日で普通便が，排便に際して力むことなく円滑に出る．普通便が楽に出ないときには，より強い大腸の応答を引き出す方剤に変更し，軟便になってしまうときには，より弱い大腸の応答を引き出す方剤に変更する．（14ページ参照）

排便障害（下痢）

▶被介護者の下痢は，オムツをしていても，量が多ければ流れ出し，衣服や寝具を汚すので，そのあとの処理に時間を要するだけでなく，臭い・汚い・感染のリスクなどから，肉体的だけでなく精神的にも非常に消耗する作業となる．

▶下痢の原因が細菌感染症であれば，新薬にも特異的に効果のある場合はあ

るが，ウイルス感染症や腸管の機能低下による下痢の場合には，新薬の止瀉薬では効果が期待できない．これに対して，漢方薬ではウイルス感染症に対する免疫能を極短時間で回復させる桂枝人参湯や，低下した腸管の機能を回復させる応答を引き出す方剤が多数存在する（21ページ参照）．

 ## フレイル・サルコペニア

▶ 被介護者のADL（日常生活動作）能力が低下してくると，これに比例して，介護者の身体的負担が増加する．

▶ 新薬にはADLを向上させる効能を持つ薬剤がない．薬物療法以外となると，運動などのフィットネスを行うことになるが，被介護者レベルになると，運動能力を増進させることはほとんど不可能と言える．

▶ 漢方薬にはADLを改善させる効能を持つ方剤が多数存在し，これらの投与によって，被介護者のADLが少しでも改善することがあれば，それは介護者の身体的負担を軽減することにつながる（25ページ参照）．

 ## 嚥下障害とそれに伴う低栄養

▶ 被介護者が被介護者でいられる最低条件は，低栄養状態にならない程度の食べ物を経口摂取できることである．在宅でも施設でも，誤嚥のリスクが高くなってきたり，すでに誤嚥性肺炎を起こしたりしたことがあった場合には，それ以上在宅や施設で介護を継続することはできなくなる．

▶ 嚥下機能を改善させる効能を持つ新薬はないが，嚥下障害の早期であれば，漢方薬を使うことで，嚥下機能を改善させることは可能である（33ページ参照）．

▶ しかし，嚥下障害が誤嚥性肺炎と背中合わせになってきたときには，もはや嚥下訓練を行ったとしても，在宅や施設で被介護者をみることはできなくなる．このような状態で入院したとして，ここで問題になるのは胃管や胃瘻を使って強制的な栄養補給を行うのか，行わないとしても静脈ラインを取って補液だけでも行うのか，という判断を多くの場合は被介護者の家族が下さなければならなくなるという厳しい現実である．

▶ このような家族への過重な精神的負担をかけないためにも，被介護者の判断能力がまだ十分あるうちに，経口摂取が不可能になった場合の被介護者本人の希望を聞いておくことが必要であろう．

運動器障害

▶ 例えば，椎間板の耐用年数は40年と言われている．40歳を過ぎると，人間は耐用年数を過ぎた運動器を使っていろいろな動作を行なっているのである．軟骨などは最も磨耗に弱いので，関節の劣化は避けられないし，関節の変形はADLに著しい負の影響を与える．介護者にとっても，運動器障害のある被介護者を介護することは，肉体的負担が大きい．

▶ 完全に破壊された関節に対しては，股関節や膝関節など限られた関節についてなら，人工関節の置換術が可能である．この2つの関節は人間の移動に直接関係するので，置換術により著しいADLの改善がみられる場合は多い．しかし，それ以外の関節では，変形が著しくなって関節運動に支障が出ても，関節リウマチに対する抗リウマチ薬を除いて，改善効果を有する新薬はほとんどない．

▶ これに対して，漢方薬には，筋肉系や関節に対して，早期であれば主に炎症や浮腫を軽減する応答を引き出せる方剤が多数存在するので，ADLが著しく低下するまでの期間を延ばすことができ得る（41ページ参照）．

排尿障害

▶ 被介護者の排尿障害で，介護者に大きな影響を与えるのは頻尿である．被介護者のADL能力が低下しているときは，尿意を催すたびにトイレに連れていかなければならず，これが夜間であれば頻回の介助で介護者の睡眠障害が起こる．

▶ 頻尿に対して新薬の定番は抗コリン薬である．しかしながら，高齢になるほど抗コリン薬に対する応答が低下するようで，無効例が増える傾向にある．

▶ 頻尿を使用目標にする漢方薬は，本格的に効いてくるには2ヵ月以上かかるが，抗コリン薬無効例にも有効例があるので，試す価値はある（51ページ参照）．

認知症

▶ 在宅での介護者にとって，身内である被介護者が認知症になった場合，認知症になる前の状態を知っているだけに，心情的には「情けない」という気持ちが先行して，「しっかりして欲しい」という感情がもとになり，「叱る」「教える」という行動を頻回に起こしがちになる．基本的に認知症になると短期記憶が障害されるので，短期記憶があることを前提としている「叱る」「教える」は意味をなさない．被介護者は「身に覚えのないことで叱られる」「わかり切ったことを教えられる」としか感じないので，「怒り」の感情が増幅され，結果として問題行動が増悪することになる．

▶ 新薬の認知症治療薬は，生き残っている神経細胞を活性化させたり，記憶・思考能力をある程度保ったりする効果があると言われているが，はっきりとした効果は期待できない．むしろ，活気がなくなることもあるようである．

▶ 漢方薬は専門の精神神経科医も最近は処方することが普通になってきているようで，問題行動を鎮めて，平穏に暮らせるようにする助けにはなっている（55ページ参照）．

 ## 睡眠障害

▶ 被介護者に睡眠障害が起こったときに，介護者が最も大変なのは昼夜逆転である．昼間は眠たくてまどろんでいることが多いのに，夜になると目が冴えて，介護者を頻回に呼び，介護者の睡眠を妨害するので，介護者が睡眠不足となり疲労も倍増する．特に，睡眠障害の被介護者が認知症の場合には，知らない間に外に出て行って，行方不明になるリスクは，昼夜逆転の例で顕著である．

▶ 睡眠導入剤を使って眠らせる場合には，短時間作用性では中途覚醒が起こるし，長時間作用性では朝になっても効果が持続して覚醒障害が起きる．しかも，まだ睡眠導入剤の効果が残っている状態で起き上がる場合には，転倒して骨折するリスクが非常に大きくなり，介護者にとっては「薬で寝かせればいい」というような単純な話ではなくなる．

▶ 漢方薬には睡眠導入剤のような成分は入っていないので，転倒のリスクが

高まることはなく，むしろ睡眠リズムが狂っている被介護者の睡眠リズムを回復させるような効き方をする方剤が多い．使用する場合には，新薬と併用することが多いので，両方の効果のバランスをとることが重要になる（60ページ参照）．

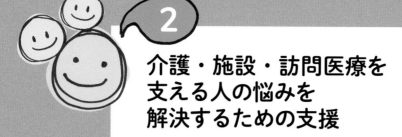

2 介護・施設・訪問医療を支える人の悩みを解決するための支援

▶ 医師には応召義務があり，正当な事由がなければ，たとえクレーマーとして有名な患者であっても忌避できない．たとえ腹の立つことがあっても，怒りをストレートに表現するとドクハラ（和製英語であるドクターハラスメントの略）と言われる．現代では医師だけに留まらず看護師を含む医療従事者全体に対象が広がっている．もちろん，ある意味で医療機関を訪れる患者は異常な心理状態にあると考えられるので，医療従事者の感情などお構いなしに，自分の不調を訴えるし，考えていたような扱いを受けられないと感じたときには，怒りの感情を医療従事者にぶつけてくることはよくみられることである．

▶ どんな場合でも，医療従事者には患者を不快にしないことを求められており，これを最近は「感情労働」と呼んでいる．しかし，医療従事者も人間であるので，常に怒りを封印しろというのも理不尽である．不本意に感情を抑え込むことは，大きなストレスを抱え込むことになる．そこで「感情労働」のストレスを，漢方薬を使って少しでも軽減させる方法を示す．

気分が塞ぎ抑うつ状態になったとき

▶ 抑うつ気分で喉が詰まったような感じがしたり，外出する気が失せたりするときに用いる．

Rp. 半夏厚朴湯　1回1包	1日3回　14日間

いろいろな状況で腹が立ったとき

▶ 単純に立腹したときに使ってみる．怒りの原因発生から怒り発生までの時間（病悩期間）は短いので効果も5〜10分くらいの短時間で現れる．

> **Rp.** 抑肝散　1回1〜2包　腹が立ったときに頓用

▶ 怒りだけでなく，不安感も強い場合に用いる．

> **Rp.** 抑肝散加陳皮半夏　1回1包　　　　　　1日3回　7日間

 ## 自信を喪失したとき

▶ ストレスに押し潰されてすっかり自信がなくなると，いろいろな不定な身体症状が出てきたときに用いる．

> **Rp.** 桂枝加竜骨牡蛎湯　1回1包　　　　　1日3回　14日間

 ## 神経過敏，神経興奮を来たしたとき

▶ 心気亢進してドキドキしたり，頭に血が上ってイライラが昂じたり，とにかく緊張感が増加したときに用いる．

> **Rp.** 柴胡加竜骨牡蛎湯　1回1包　　　　　　1日3回　7日間

 ## 疲労困憊して食欲がなくなったとき

▶ 仕事や学業や病気やトラブルなどで一時的に疲労が蓄積して，胃腸機能も低下することで食欲不振に陥ったときに用いる．

> **Rp.** 補中益気湯　1回1包　　　　　　　　1日3回　7日間

おわりに

　これからの時代は高齢化率が上がる一方であり，高齢者対象の医療が普通の医療であり，それより若いジェネレーション対象の医療が特殊な医療になるかもしれない．漢方薬が持っているシステムを正常化するアクションを引き出す性質は，これからの高齢者対象の医療では中心的役割を果たしていくと確信している．漢方薬を駆使することで，在宅・施設・訪問医療を受ける人たちだけでなく，それを支える人たちが共倒れをしないようにバックアップできると考えている．

　2020年5月

井齋偉矢

索引

👍✨ 著者紹介

井齋偉矢 (いさい ひでや)

1950年北海道生まれ．1975年北海道大学医学部を卒業し同大学第一外科に入局．1988～90年豪州シドニー大学附属Royal Prince Alfred HospitalのAustralian National Liver Transplantation Unitにて常勤医（research officer）として肝移植の臨床および実験に携わる．帰国後，独学で漢方診療を本格的に始め，現在，日本外科学会認定登録医，日本東洋医学会認定専門医（2005年取得）・指導医（2006年取得），日本病院総合診療医学会認定医，総合診療領域特任指導医．2012年にサイエンス漢方処方研究会を設立し，理事長として現代医学のみに立脚した「サイエンス漢方処方」の普及に努めている．2007年から医療法人静仁会静仁会静内病院院長（総合診療科担当）．2018年9月より病院名を医療法人徳洲会 日高徳洲会病院に変更し，院長として現在に至る．

介護漢方
排泄障害・摂食嚥下障害・運動器障害・睡眠障害・フレイル・サルコペニアへの対応

2020 年 7 月 1 日　1 版 1 刷　　　　　　　　©2020

著　者
井齋偉矢

発行者
株式会社 南山堂　代表者 鈴木幹太
〒113-0034　東京都文京区湯島 4-1-11
TEL 代表 03-5689-7850　　www.nanzando.com

ISBN 978-4-525-47131-6　　定価（本体 2,000 円＋税）

A4713110101-A